AF384028

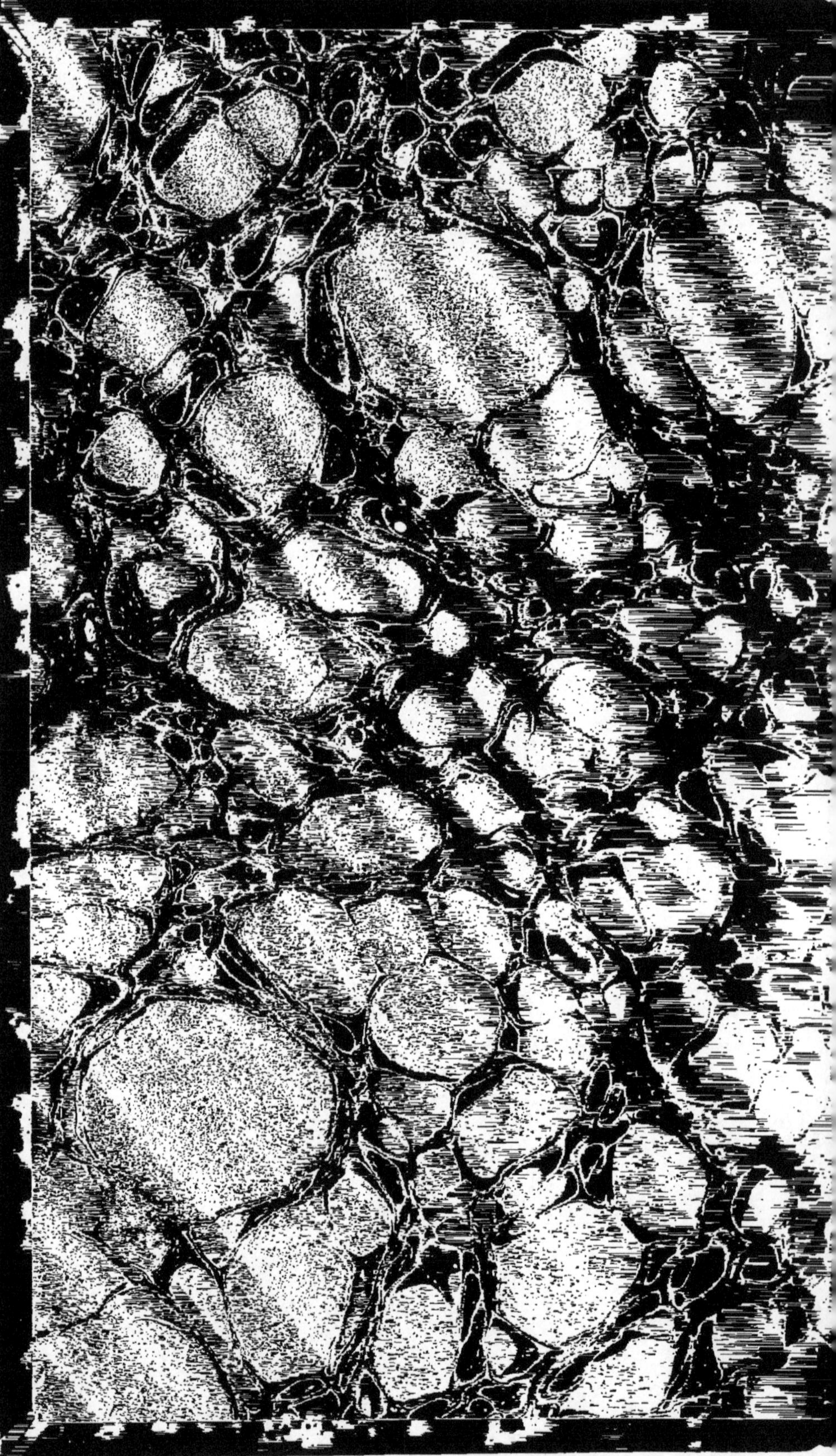

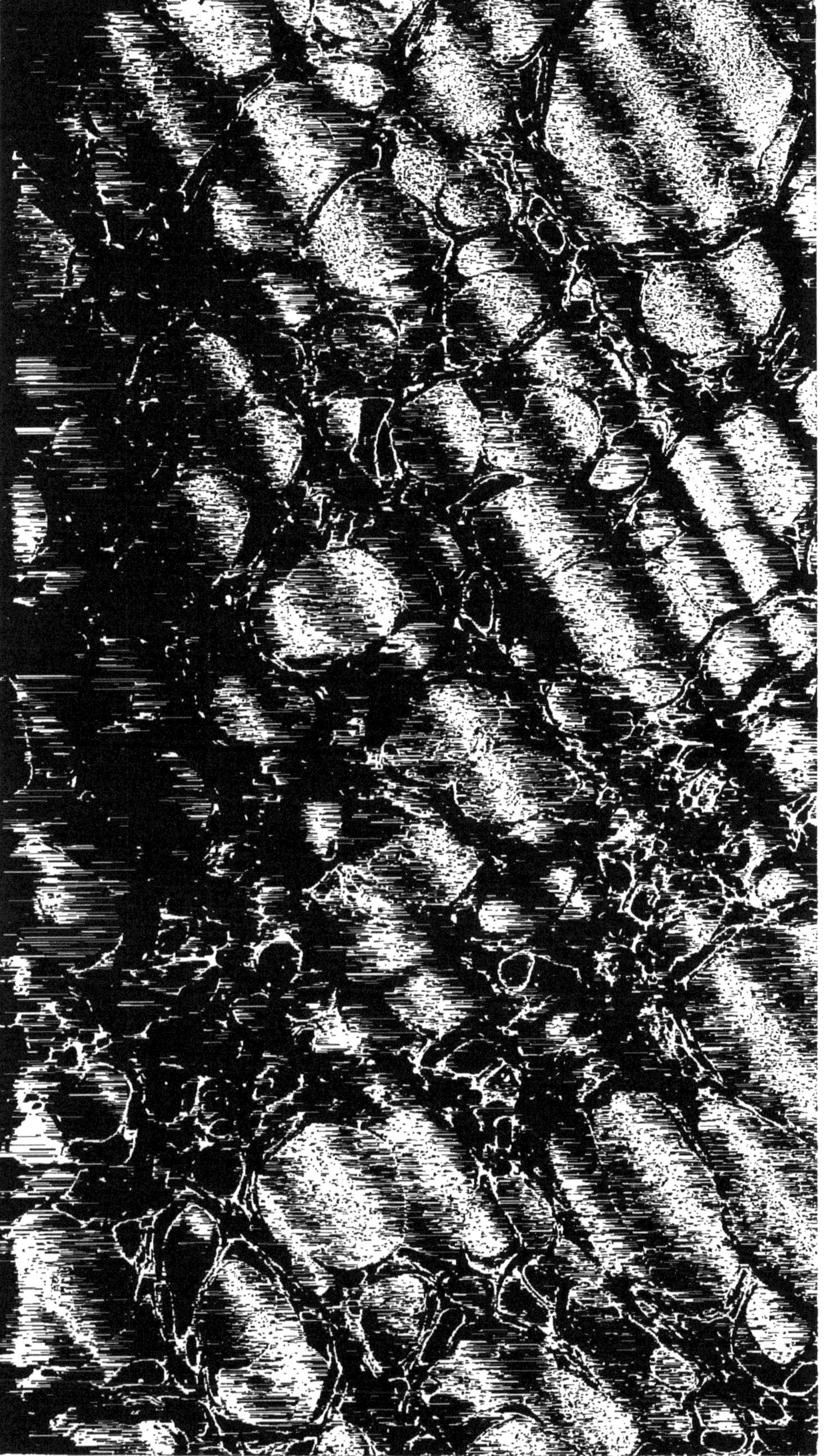

CONSIDÉRATIONS

PATHOLOGICO - PRATIQUES

SUR

L'INFLAMMATION ET LA FIÈVRE CONTINUE.

DE L'IMPRIMERIE DE RIGNOUX.

EXPOSITION PRÉCISE

DE LA NOUVELLE

DOCTRINE MÉDICALE

ITALIENNE,

OU

CONSIDÉRATIONS PATHOLOGICO-PRATIQUES
SUR L'INFLAMMATION ET LA FIÈVRE CONTINUE;

Ouvrage dans lequel l'importance des bases de la doctrine du professeur BROUSSAIS se trouve confirmée par les principes et la pratique des médecins anciens et modernes les plus célèbres;

PAR TOMMASINI,

PROFESSEUR DE CLINIQUE INTERNE A L'UNIVERSITÉ DE BOLOGNE.
(1820.)

TRADUIT DE L'ITALIEN PAR J. T. L.

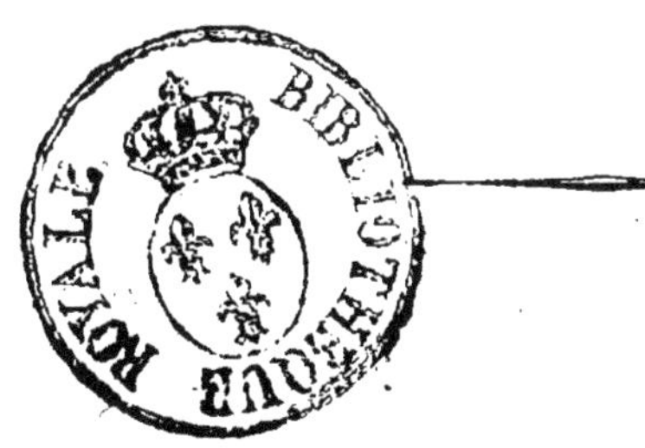

A PARIS,

CHEZ BÉCHET JEUNE, LIBRAIRE, PLACE DE L'ÉCOLE DE MÉDECINE, N° 4.

———

1821.

PRÉFACE

DU TRADUCTEUR.

————

L'importance de la question qui occupe
aujourd'hui le monde médical sur la nature de l'inflammation et l'essentialité des
fièvres, a suffit pour me déterminer à entre-
prendre la traduction de l'ouvrage d'un savant et laborieux Transalpin, qui déjà, en
1805, avait jeté les fondemens d'une nouvelle doctrine médicale, et qui depuis, soit
dans des notes particulières, ou dans une Introduction qui parut en 1816, avait esquissé
cette nouvelle doctrine, par des données générales qui n'ont pu être qu'imparfaitement développées par ceux qui avaient pris la peine
de les commenter; ce qui fait que l'on n'a
qu'une idée très-incomplète de l'importance
de l'ouvrage que l'auteur méditait alors, qu'il
publia en 1820, et dont nous avons cru devoir
enrichir la littérature médicale française.

Depuis les premiers essais du médecin italien, notre savant et infatigable Broussais, inspiré par le même sentiment et la même volonté
de poser des bases solides à la science, d'en

reculer les bornes, et de servir l'humanité, multiplia les recherches, jeta aussi les fondemens d'une doctrine naturelle, et réveilla ainsi l'attention des médecins français. La vérité des maximes démontrées avec toute la chaleur que fait naître la conviction, lui acquit bientôt un grand nombre de partisans, sans qu'il lui fût possible d'éviter les antagonistes que lui suscitèrent la routine soumise au respect des vieilles traditions, autant peut-être que la jalousie et l'ignorance. Tous également excités par une passion, irrité sans doute par le ton hardi ou peu réservé du docteur Broussais, ne s'attachèrent qu'à l'idée de l'anéantissement de la réputation de celui qui, rempli de la conscience du bien qu'il pouvait faire, se roidissait violemment contre les obstacles que voulaient faire naître les mécréans. Au lieu d'ouvrir un débat sage et lumineux, pour éclairer les faits et les réduire à leur juste valeur, une polémique indigne de la science prit la place du raisonnement; chacun des antagonistes, pour le combattre, s'arma des argumens tirés des anciennes théories ou de certaines hypothèses, qui, quoiqu'elles aient été professées par les grands maîtres, n'étaient pas toujours d'accord avec leur pratique. Si, sans prévention, ils

avaient comparé les faits qu'ils nous ont trans-
mis avec ceux qui ont pu éclairer les pathologistes d'aujourd'hui, ils auraient dû céder
devant l'évidence. Le héros, perdant lui-
même de vue les préceptes et la pratique des
anciens, ne leur rendant pas assez de justice,
semblait avoir tout créé et ne parler que par
inspiration comme si toutes nos idées étaient
innées. Il crut avoir pu se mettre dans la position de celui *qui n'aurait jamais rien étudié
en médecine, qui n'aurait jamais entendu
parler de théorie.* Mais, lui avait-il été possible
de soustraire de son intelligence les impressions qu'avaient dû faire naître en lui la méditation des faits et le rapprochement de tout
ce qu'avaient pu produire les médecins ses
devanciers, ainsi que ses contemporains, autant par leur pratique que par les controverses
mêmes de leur théorie? Identifié avec le vrai,
il ne pensa qu'à être utile.

Les médecins français qui ne sont pas fa-
miliarisés avec la langue italienne accueille-
ront sans doute avec plaisir un ouvrage qui
renferme le développement *des vérités importantes* que l'auteur avait déjà publiées en
1805, dans ses Recherches sur la fièvre jaune
d'Amérique, relativement à la nature de l'in-

flammation, *l'influence qu'elle doit exercer dans le plus grand nombre des maladies,* ainsi que sur *la thérapeutique des maladies inflammatoires* [1]. Ils y trouveront un sujet très-important de comparaison avec la doctrine du professeur Broussais, en confirmation des avantages de la médecine physiologique, et de l'exactitude des principes fondamentaux du pathologiste français.

Il ne s'agit pas de poser ici la question de savoir à qui est due la priorité dans la conception de l'idée de la réforme que commandaient en médecine de meilleures applications de l'anatomie physiologico-pathologique : ce ne serait pas la première fois que deux hommes de génie, animés par le même désir, se seraient à la même époque rencontrés d'opinion et de principes, quand l'un et l'autre surtout n'ont pro-

---

[1] Pour se faire une idée des maximes de l'auteur, il suffira de rapporter ici les propres expressions du docteur Broussais. « En effet, dit-il, Tommasini publia, dès 1805, que le caractère des maladies fébriles ne se borne pas aux premiers jours. « Au lieu de passer au traitement stimulant pour dissiper la prétendue faiblesse indirecte qui survient, d'après Brown, aussitôt que la prostration musculaire, le rétrécissement du pouls, « la couleur terne, les symptômes nerveux succèdent à la force « du pouls et à la coloration fleurie des premiers jours, il osa « persister dans le traitement anti-phlogistique, etc ». *Examen des Doctrines Médicales,* vol. 1er, page 151 (1821).

cédé dans leurs recherches qu'à l'aide de l'observation. Vouloir exalter l'un aux dépens de
l'autre, par esprit national, serait une ambition
bien peu philosophique; le bien doit être pris
partout où il se trouve; la véritable science ne
saurait reconnaître les limites passagères fixées
par la politique : l'univers est la patrie des
grands hommes; et l'esprit de la charte qui
régit les savans étant basé sur le désir du bien
et la recherche de la vérité, tous se confondent
devant les lois de la nature, et deviennent
concitoyens.

L'AUTEUR

A ses illustres Collègues composant la Société des Sciences d'Italie.

Messieurs,

Lorsque, par votre suffrage, je me vis admis au sein du premier corps scientifique de l'Italie, mon âme fut pénétrée tout à la fois et par l'importance d'une pareille agrégation, et par le besoin de donner un témoignage public de ma vive reconnaissance. Quel lien, à la vérité, aurait pu me paraître plus noble et me flatter davantage que celui qui m'unissait à des hommes illustres, qu'il m'était déjà si glorieux d'avoir pour concitoyens. Toutes ces considérations devaient me faire rompre le silence pour payer la dette que je venais de contracter envers ceux de mes collègues qui, d'une voix unanime, m'avaient élevé à un si grand honneur? Quel autre sujet plus convenable aurais-je pu choisir pour manifester mes sentimens à la société, si ce n'est celui d'un ouvrage dont le but est précisément de favoriser les progrès d'une doctrine qui a pris naissance en Italie? Les productions qui doivent fournir de nouveaux élémens aux sciences et aux arts, ainsi que celles qui peuvent les conduire au plus haut degré possible de la perfection ne sont point étrangères à cette terre classique. Puissé-je trouver en moi assez de moyens pour aborder un sujet aussi difficile, et par le développement des faits dont ces considérations sont l'objet, répandre quelques lumières sur les

argumens les plus arides de la médecine. Si je ne puis
atteindre le but que je me suis proposé, j'ose croire au
moins qu'il n'aura pas été inutile que je l'aie essayé;
et si, Messieurs, vous ne pouvez pas accueillir mon
ouvrage comme capable d'être utile aux progrès de
la science, ni suffisamment digne de la société, veuil-
lez bien au moins le recevoir comme gage de ma sin-
cère reconnaissance.

L'AUTEUR A SES ÉLÈVES.

Ceux de vous, Messieurs, qui sont les plus avancés dans la carrière, n'ignorent pas plus les points principaux de ce traité sur l'inflammation que ceux qui ont déjà fixé votre attention sur la douleur et la réaction vitale. Les uns et les autres coïncident avec mes Leçons sur la nature et les différences essentielles des maladies, dont j'ai l'usage, depuis quatre ans, de faire l'exposition dans mes leçons pratiques, et que successivement j'ai l'intention de publier. Si j'ai différé jusque aujourd'hui à le faire, c'est premièrement parce que j'ai cru qu'il était convenable de ne produire ce travail qu'après un mûr examen, et afin de classer mes idées dans un ordre meilleur; en second lieu, parce que le sujet a pris, en m'en occupant, un accroissement qui a dépassé de beaucoup les limites dans lesquelles, au premier aperçu, je croyais pouvoir le restreindre. Mais la cause principale du retard fut, je dois l'avouer, autant la difficulté d'une pareille entreprise à une époque où il existe en médecine un si grand nombre de controverses et de questions indécises, que l'irrésolution dans laquelle j'ai toujours été quand il a fallu soumettre mes travaux à la sévérité de la critique publique. Puisse cet aveu servir de réponse à ces hommes impatiens qui croient, plus que je ne puis me le persuader, qu'il soit si facile de donner de la publicité à ses idées, même sur des choses utiles; qu'ils se persuadent qu'il est toujours indiscret et peut-être inhumain de provoquer sans cesse un écrivain à la publication d'un ouvrage que lui-même ne *juge pas suffisamment élaboré. J'ai d'autant moins à me reprocher ce retard, qu'il n'a pu préjudicier en rien à l'instruction des élèves à qui tous mes travaux sont consacrés. Vous le savez, Messieurs, je n'ai point eu de secrets pour vous, vous fûtes toujours les confidens des bases les plus importantes de mes maximes; je ne vous ai laissé ignorer ni les argumens qui me fournissaient le moyen de les soutenir, ni les doutes qui me forçaient d'en modifier quelques-unes ou à les laisser indécises. Tout vous fut communiqué au fur et à mesure que l'observation ou la méditation me faisaient faire quelques progrès; c'est aussi par ces motifs que je vous dédie ces* Considérations patho-logico-pratiques, *avec d'autant plus de confiance que depuis quatre ans vous en voyez vous-mêmes faire une application utile dans nos leçons de clinique.*

C'est précisément au lit du malade que j'invite nos adversaires; qu'ils se rendent en ces lieux où la vérité du peu de maximes que j'ai soutenues a été reconnue non-seulement par l'école, mais encore par des médecins experts et d'illustres étrangers. Les résultats d'une méthode curative à laquelle j'ai cru pouvoir me permettre de donner le nom de Nouvelle doctrine médicale sont connus de beaucoup de personnes; les archives de l'Université en sont les dépositaires, ce sont enfin des faits de notoriété publique. Le langage pathologique que j'ai adopté, quoiqu'il soit simple, pourra bien ne pas convenir à quelques-uns, peut-être les théories qui ont été émises paraîtront-elles insuffisantes pour beaucoup de personnes, malgré qu'elles nous aient paru découler naturellement de l'observation et des faits. Quoi qu'il en soit, les résultats pratiques doivent rester sans réplique, si les cures qui ont été faites d'après nos principes ont été couronnées de succès. Si ce dernier argument ne paraît pas suffisant pour prouver la précision de la doctrine, demandez à ses antagonistes quel doit être le but de la médecine, ou plutôt s'il en existe un autre.

TABLE DES MATIÈRES

CONTENUES DANS LA PREMIÈRE PARTIE.

xvj

FIN DE LA TABLE.

CONSIDÉRATIONS

PATHOLOGICO-PRATIQUES.

PREMIÈRE PARTIE.

DE LA NATURE DE L'INFLAMMATION.

CHAPITRE PREMIER.

Importance de l'étude de l'inflammation. Idée première et plus simple, déduite des faits. Conditions morbides d'une partie enflammée.

§ 1. La partie la plus étendue, la plus importante et nous pouvons le dire, la plus connue de la pathologie, est sans contredit celle qui comprend l'examen et le traitement de l'inflammation et des maladies inflammatoires. Si l'ordre que je me suis assigné dans mes leçons pratiques, et le cadre nosologico-clinique que j'ai adopté, ne me forçaient pas de traiter avant toute chose de la nature de l'inflammation, je m'y trouverais naturellement conduit par la nécessité de parler d'abord, dans l'intérêt de votre instruction, de ces maladies qui, par des caractères positifs, se manifestent aux sens, et que l'on peut suivre de l'œil et de la main dans leurs différens progrès, avant que de fixer votre attention sur celles qui sont moins connues et dont la nature est souvent obscure et problématique. Mais, pour vous disposer autant qu'il convient à cette partie si importante de l'étude pratique, afin que le processus morbide d'une affection si dangereuse ne puisse pas se soustraire à vos recherches, quand malheureusement il s'établit d'une manière occulte; enfin pour que le moyen utile pour le vaincre ne soit pas vacillant dans vos mains, quand la nature des parties qui en sont affectées peut en masquer les phénomènes ; j'ai cru nécessaire, avant toute chose, de faire dériver des faits que l'observation peut nous présenter, la nature *de l'inflammation en général*. C'est par les faits que nous pourrons en démontrer le genre et la marche, en étudier les influences et les produits, et, par les résultats des observations anatomico-pathologiques, en constater l'existence, même dans les affections que les nosologistes ont l'usage de rapporter à toute autre classe de maladies. Par cette étude nous pourrons prétendre à une thérapeutique plus rationnelle et plus constante, chaque fois que nous aurons la certitude de l'existence d'une phlegmasie ; nous aurons lieu de la redouter où l'on ne soupçonne souvent pas qu'elle existe, et nous éclairerons ainsi l'étiologie de beaucoup de maladies qui dépendent principalement de son existence ; enfin, nous résoudrons une foule de questions qui se rattachent à ce point de doctrine si essentiel. Quel sujet plus que celui-ci, pourrait intéresser davantage les pathologistes et les praticiens, s'il n'existe pas, comme je l'ai dit depuis quinze ans, et comme je l'ai affirmé dans mon introduction à la nouvelle doctrine, une seule maladie soit aiguë ou chronique, et surtout fébrile, qui ne soit dépendante d'un état inflammatoire quelconque? Et quel sujet serait plus digne de notre attention, quand sur cent cadavres, à peine en retrouve-t-on deux dont les lésions organiques ne puissent constater les résultats des progrès de phlegmasies, qui d'une manière si funeste ont fait terminer la maladie?

§ 2. L'importance que j'attachai déjà en 1805, dans mes *recherches sur la fièvre jaune d'Amérique*, à l'étude de l'inflammation, et l'immense influence que j'indiquai devoir exercer ce processus, dans la formation du plus grand nombre des maladies, produisirent l'effet que je m'étais proposé. *Le processus inflammatoire* fut étudié en Italie beaucoup plus qu'il ne l'avait été avant l'apparition du système de Brown, et bien certainement encore plus qu'il ne l'a été pendant toute l'époque du brownianisme. On l'observa dans des circonstances où à aucune des époques de la médecine, on n'aurait même jamais cru pouvoir le soupçonner. Ces considérations pathologico-pratiques qui, d'après le prospectus que j'en ai donné, devaient voir le jour il y a huit ans: les principes (qui aujourd'hui ne sont plus nouveaux pour les élèves de notre école) qu'une longue série de patientes méditations et d'observations constantes m'a mis dans le cas de professer, paraîtront aujourd'hui sous des auspices d'autant plus favorables qu'ils ont été précédés par plusieurs de mes écrits, qui furent accueillis d'une manière favorable par d'illustres rivaux, non-seulement en Italie, mais encore au delà des Alpes. Ce qu'à une époque j'osais à peine avancer, quand les cerveaux etaient encore tout remplis des principes de Brown, et lorsqu'on regardait l'inflammation comme un produit secondaire et semblable à la diathèse, ou pour le moins tellement subordonnée à la diathése, qu'elle était soumise à toutes les couleurs de l'hypersthenie ou de l'hyposthenie, ce que, dis-je, j'osais à peine dans un temps avancer, je puis le dire aujourd'hui avec la plus grande confiance, parce que l'esprit des jeunes étudians y a été préparé ; qu'en outre les principes que je soutiens ont été adoptés par un grand nombre de pathologistes ; que ceux-ci les reconnurent et les déclarèrent tellement appuyés par les faits, qu'aujourd'hui il n'est plus possible de donner le nom de principe qu'à ce qui peut soutenir la démonstration. Il ne paraît plus à l'époqne actuelle aucun livre qui en traitant de l'inflammation n'en parle précisément dans le sens qui correspond à mes principes ; partout l'inflammation est reconnue toujours identique et accompagnée des caractères qui lui sont propres, quels que soient le degré auquel elle soit arrivée, l'aspect des phénomènes qui l'accompagnent, ou les dégénérescences qui lui succèdent. L'inflammation aujourd'hui est considérée comme cause et comme aliment de certaines infirmités dans lesquelles pendant un temps elle n'était considérée que comme conséquence et dernier résultat : on l'a de plus reconnue comme cause es-

sentielle de maladies avec lesquelles antérieurement on ne soupçonnait pas même qu'elle pût
avoir aucun rapport. Les adversaires de quelques-
uns des principes qui sont relatifs à l'inflammation,
ne sont qu'en très-petit nombre ; cependant, comme
quelques-uns d'eux sont des hommes distingués ,
pour lesquels j'ai la plus haute vénération, j'ose me
flatter qu'ils trouveront dans le cours de ces considérations uue réponse satisfaisante aux objections
qu'ils ont pu faire. Parmi ces adversaires, il en existe
quelques-uns qui, n'étant pas plus satisfaits des anciennes doctrines que de la nouvelle, gardent le silence, ou veulent bien ne pas contrarier les principes que je professe sur la phlogose. Il en existe
un surtout, parmi les modernes, qui, assignant à l'inflammation une étiologie aussi nouvelle que bizarre,
et en soutenant des principes en grande partie
contraires à la doctrine du jour, qui tout à coup
est cependant devenu le champion des maximes
dont nous nous occupons relativement *à la diathèse, ou la nature toujours identique de l'inflammation.* Quelques autres , se servant d'une arme
plus faible , ont recours au doute pour combattre
ce que les ouvertures de cadavres démontrent de
la manière la plus positive; ne pouvant cependant
pas combattre entièrement la diathèse inflammatoire
que j'ai reconnue être invariable, ils doutent, disent-
ils , que l'inflammation puisse réellement exister
dans certains cas. Quelques auteurs enfin , par dis-
simulation , et pour ne point accorder à la nouvelle
doctrine italienne tout ce qu'on lui doit, ne parlent

des nouvelles maximes établies sur l'inflammation, que d'une manière à faire croire que ces vérités auraient été admises sans opposition, même dans les temps antérieurs à cette époque, et comme si l'on ignorait les entraves dans lesquelles cette portion de la pathologie a été jetée dans le temps de Brown, et comme si on ne savait pas que la phlogose à double couleur figure dans tous les écrits pathologiques et cliniques du temps.

§ 3. Cependant l'approbation que de savans médecins, des praticiens aussi éclairés qu'experts, accordent de jour en jour aux principales maximes de la phlogose, devient décisive. Aussi voit-on dans les mains des médecins les moins experts, la méthode curative des maladies inflamatoires, devenir plus uniforme ; et tandis que depuis plusieurs années beaucoup de livres ou journaux fournissent en Italie une collection toujours plus riche en faits, qui confirment et affermissent les nouveaux principes, la France admet aussi comme base de sa doctrine physiologico-pathologique ces mêmes principes, sur la nature, l'extension, l'identité de caractère, et le traitement des inflammations ; ce qui établit des points de contact si grands avec la doctrine italienne, que l'on peut sans inconvénient les regarder comme sœurs et soutiens l'une de l'autre, quelle que soit la différence d'expression et de langage qui les distingue. Il y a déjà douze ans que l'illustre Broussais, imité depuis par beaucoup de praticiens ou auteurs français, publia son ouvrage sur les *phlegmasies chroniques*, dans lequel il a professé une grande partie des principes que j'avais déjà soutenus. Comme postérieurement à cette époque, tout en ignorant l'ouvrage de Broussais, j'ai moi-même publié divers écrits où il était question de l'inflammation, je dois pareillement croire que, lorsqu'il fit paraître en 1808 son traité sur les phlegmasies chroniques, il ignorait les principes que j'avais professés en 1805, dans mes *recherches sur la fièvre d'Amérique*. Cette persuasion m'est d'autant plus agréable, qu'elle justifie la bonne opinion que j'ai toujours eue des grands hommes, et je suis même flatté de pouvoir penser que Broussais, ainsi que son partisan Fournier, ait alors ignoré la publication de mon ouvrage et l'esprit des maximes que j'y avais émises ; cette conviction m'est d'autant plus avantageuse, qu'elle consacre de plus en plus la vérité de mes maximes. Ainsi, ne pouvant pas me flatter d'avoir reçu l'assentiment d'illustres rivaux, je ne puis donc qu'attacher un bien plus grand prix au hasard qui nous a pu inspiré, puisque, nous ignorant l'un l'autre, nous avons été conduits spontanément, par les faits qui nous ont servi de guide, à l'analogie ou identité de principes.

Il existe peu de maladies dont la médecine puisse aussi facilement reconnaître l'origine, mesurer et suivre la marche, prévoir enfin les effets, comme elle peut le faire pour l'inflammation, qui, rendue ostensible sur les parties externes qu'elle affecte, peut être appréciée par des caratères saillans dès son origine, pendant son développement dans ses résultats, et nous founir ainsi des données positives pour prévoir ce qui peut arriver quand ce processus phlogistique s'est établi sur les parties internes. C'est donc à la chirurgie que la médecine interne est redevable de ses premiers moyens d'induction, mais aussi par compensation celle-ci a-t-elle fourni à la première une direction précise dans le traitement dynamique des parties enflammées, direction dont il est à désirer qu'elle profite entièrement. L'inflammation externe fut le prototype de toutes les affections internes soit aiguës ou chroniques qui dépendaient d'un état phlegmasique ; et comme celles-ci occupent la plus grande partie du cadre nosologique, ainsi que nous aurons lieu de le démontrer, l'inflammation peut être considérée comme le guide principal des inductions médicales dans le plus grand nombre des maladies : les phénomènes primitifs les plus simples de l'inflammation, les conditions morbides les moins compliquées d'une partie enflammée consistent dans *la chaleur*, *la pulsation*, *la rougeur* de la partie, plus grande que dans l'état naturel ; la *turgescence*, *la tension*, et *le gonflement* également beaucoup plus grands que dans l'état de santé. De ces conditions dérivent nécessairement la *distension douloureuse* des nerfs, ainsi que la réaction plus ou moins violente de cette affection partielle qui donne lieu à *la fièvre*. Ces premières conditions me représentent un produit simple et positif d'une augmentation de stimulus et d'excitation semblable à ce qui se manifesterait chez un homme en parfaite santé, qui, en exposant une partie saine à l'action violente du feu, ou la tourmentant par des frictions rudes et long-temps continuées, ne tarderait pas à éprouver les premiers phénomènes de l'inflammation locale. Ce qui nous prouve que l'inflammation prend naissance au milieu d'un excès de stimulus, et que les conditions morbides ci-dessus indiquées ne peuvent être occasionées que par la violence de l'excitation ou du stimulus ; aussi peut-on prévenir l'inflammation en se mettant en garde contre l'action des causes stimulantes, et la guérison de l'inflammation doit-elle être d'autant plus prompte et plus complète, que par des moyens locaux ou généraux l'on a cherché à déprimer l'excitation ou à diminuer le stimulus. Cependant il faut remarquer que ces mêmes produits du stimulus excessif, ces premières conditions pathologiques de l'inflammation, pour peu qu'elles aient pris d'intensité, quoique les causes d'excitation excessive aient été éloignées, pour peu qu'elles soient abandonnées à elles-mêmes, ne sont plus d'une guérison aussi facile qu'elles l'étaient d'abord : elles altèrent en définitif et souvent d'une manière irréparable l'état des parties, en détruisent la texture, et enfin, par des moyens divers, elles en occasionnent la désorganisation. Ce processus en effet, d'après ce que l'observation et les ouvertures de cadavres nous démontrent, est la seule puissance au moyen de laquelle la structure des parties est altérée ou détruite. Ce processus enfin, considéré dans ces résultats extrêmes, comme *l'induration*, *la suppuration* et *la gangrène*, nous représente les parties dans l'état le plus éloigné du naturel, un état qui , pour les parties désorganisées , devient synonyme avec celui de la mort. D'un autre côté, comme ce processus ne doit sa première origine qu'à un simple excès de stimulus et d'excitation , on doit observer que ces premiers progrés ne consistent précisément que dans l'augmentation du stimulus. Il résulte que la première rougeur , la chaleur et la turgescence qui sont produites par l'action violente mais instantanée du calorique ou du frottement, sont susceptibles de rétrograder, et d'être bientôt dissipées , si la cause stimulante cesse, et si par l'application prompte de l'eau froide on peut parvenir à soustraire l'excès d'excitation. Ainsi l'inflammation, qui dans ses résultats extrêmes ne nous laisse plus voir que les produits de la désorganisation, considérée à son début, n'est plus qu'une maladie sans importance, une affection qui s'éloigne très-peu de l'état naturel.

§ 4. La ligne de démarcation, les véritables limites d'un excès d'excitation qui n'a point encore le caractère phlogistique , c'est-à-dire un état tel qu'il n'existe encore qu'une augmentation dans la circulation , une turgescence des vaisseaux sans aucune altération dans les fibres, les limites, dis-je, entre ce simple excès d'excitation et celui dans lequel les fibres et les membranes s'éloignent de leur texture naturelle, sont difficiles à déterminer : il serait également difficile d'indiquer précisément le degré de stimulus qui seul conviendrait pour accélerer d'une manière morbide l'oscillation des vaisseaux , ainsi que la force qui lui serait nécessaire pour qu'il exerçât sur les fibres ou dans la texture des parties une mutation dans les conditions organiques. La différence de stimulus ou d'excitaion devant dépendre d'un degré plus ou moins fort relativement à la susceptibilité individuelle, il devient impossible de pouvoir assigner le véritable point où la maladie cesse d'être une simple augmentation de mouvcment pour commencer à constituer un processus ou une condition qui intéresse la forme, l'extension, et la masse des fibres, tourmentée par le stimulus. Cette différence peut dépendre non-seulement de la force, mais encore de la qualité des stimulans, dont l'action peut s'être bornée à l'excitation, et n'avoir produit qu'une augmentation de mouvement, ou bien avoir exercé une influence chimique plus ou moins active sur les fibres stimulées, une action désorganisatrice d'où dérivent un changement dans le mode de vitalité, l'altération des tissus, de leur forme ou de leur extension. Aussi voyonsnous que l'excitation excessive, en partant d'un état modéré jusqu'à une profonde altération, ne dépend pas toujours d'un degré connu de stimulus plus ou moins fort. C'est ainsi que sous certaines influences atmosphériques, où l'air sert peut-être de véhicule à des élémens inconnus, qu'Hippocrate a si énergiquement désignés par *le quid divinum*, nous voyons se former chez tous les malades un état inflammatoire plus ou moins grave dans certaines parties, quoique le degré de chaleur ait été modéré et que l'excitation de l'organisme n'ait pas paru considérablement augmentée: tandis que d'autre fois, sous la plus ardente chaleur et malgré l'influence bien manifeste des stimulus, nous voyons l'excitation être augmentée de beaucoup, ainsi que la circulation générale, sans que pour cela l'inflammation ait lieu, si ce n'est dans un petit nombre de cas. Mais la différence la plus importante d'un pareil effet doit surtout dépendre de la constitution individuelle, ou, s'il m'est permis de le dire, d'une plus ou moins grande altération, dans les conditions moléculaires organiques, et peut-être encore de la nature des fluides qui font partie de l'ensemble de l'organisation. Elle doit enfin également dépendre de la difficulté plus ou moins grande que l'excès de stimulus ou d'excitation qui dépasse les limites du simple accroissement de mouvement, peut éprouver, pour déterminer plus facilement chez un individu que chez un autre l'état phlegmasique ou l'inflammation des parties; c'est ainsi que nous voyons les contusions, les blessures, une épine, ne produire chez quelques individus que la division mécanique des parties, ou seulement une augmentation très-passagère de stimulus; tandis que chez d'autres, une cause encore plus légère produit sur-le-champ une altération phlegmasique profonde, qui prend bientôt une grande étendue, et devient difficile à guérir.

§ 5. Mais, par le même motif qu'on ne pourrait pas assigner les limites ni le point véritable où l'excès de stimulus et de mouvement commence à altérer le mode ou la condition organique des parties, et à constituer un état vraiment phlegmasique , il devient de même impossible de pouvoir indiquer jusqu'à quel degré le même processus inflammatoire, ainsi que l'altération organique qui le caractérise , laisse les parties enflammées susceptibles de reprendre leur état primitif, ainsi que leur forme naturelle, ou bien les dénature à un tel point, que, même lorsque l'excitation morbide a cessé, elles ne jouissent plus des propriétés qui antérieurement les caractérisaient. Peut-être qu'une partie vraiment enflammée, quelque bien guérie qu'elle puisse être , ne recouvre jamais sa première manière d'être. N'est-il pas possible qu'une légère altération organique lui soit restée pour toujours ? L'incitabilité ou la susceptibilité morbide bien plus vive que dans les autres parties, et dont elle reste indéfiniment atteinte, pourrait me le faire supposer. De plus, comme l'incitabilité des parties, ou la susceptibilité de répondre à l'action des stimulus , est un produit ou plutôt un effet immédiat de l'organisation ou de certaines conditions organico-dynamiques qui sont inhérentes à l'organisation, il résulte que cette susceptibilité plus grande que dans l'état naturel, dont reste atteinte une partie qui a été phlogosée , quoiqu'elle nous semble rendue à son état primitif, indique cependant qu'il est survenu quelques changemens dans les conditions organiques, une altération invincible dans la nature des fibres. C'est enfin malgré les lois de l'habitude , et malgré l'épuisement de Brown, que les parties ressentent d'autant mieux l'action des stimulus même légers , et s'enflamment

plus facilement, qu'elles ont été plus souvent tour-
mentées par l'action des stimulus insolites, ou
qu'enfin elles ont déjà été plusieurs fois enflammées.
On dirait que les inflammations précédentes ayant
créé un nouveau tempérament, il en est résulté une
nouvelle manière d'être et de sentir, une idiosyncrasie particulière. Mais l'idiosyncrasie et le tempérament sont également inhérens à la manière d'être
individuelle des fibres primitives et de la constitution organique de certaines parties, ou de quelque
grand système. Considérations importantes qui
m'ont fourni un nouveau moyen à l'aide duquel j'ai
pu déterminer les conditions profondes, ainsi que
les relations physiologiques et pathologiques des parties enflammées. En soumettant ainsi l'inflammation
aux grandes comparaisons qui jusques aujourd'hui
n'avaient point été tentées, descendant du plus haut
au plus petit de ses degrés, et de ses résultats les
plus gigantesques à ceux qui semblent se borner à
un simple accroissement d'excitation, ou qui peuvent
se soustraire aux recherches du pathologiste comme
à la loupe de l'anatomiste; profitant enfin de ce
que d'excellens et profonds observateurs ont con-
signé dans les archives de la pathologie, sur les
produits de l'inflammation, j'ai frayé une nouvelle
route, et ce ne sera sans doute pas en vain que
j'aurai cherché à déterminer les conditions profondes et essentielles, ainsi que les caractères
véritables de cet important et toujours terrible
processus.

CHAPITRE II.

Le phlogose est un processus indépendant, d'une nature qui
 lui est particulière, et qui fait naître de nouvelles conditions
 morbides dans les tissus qui en sont affectés.

§ 6. La marche de l'inflammation est vraiment
singulière et digne de toute l'attention du pathologiste, ainsi que du médecin praticien : l'influence
qu'elle exerce sur les parties qui en sont atteintes
lni est également toute particulière. D'une part,
quand cet état morbide existe réellement, il devient
tellement permanent et surpasse tellement les causes
qui l'ont déterminé, que sous ce rapport il s'écarte
de la loi la plus générale, de celle qui subordonne
l'effet à l'importance et à la durée des causes. D'une
autre part, quoique ce processus soit dissipé, il laisse
aux viscères, aux membranes et aux vaisseaux qui
en furent affectés, des conditions morbides tellement
tenaces et si souvent indomptables, qu'elles deviennent une source éternelle d'inflammations nouvelles
et surtout plus faciles à se reproduire. De plus, comme
les affections nouvelles s'établissent de préférence
dans les parties qui en ont déjà été atteintes, et sous
l'influence de causes beaucoup plus légères que
celles qui avaient déterminé les premières, il est
constant que les inflammations sont réfractaires aux
lois de l'habitude, puisque autrement les secondes
impressions seraient moins facilement senties et
moins funestes que les premières. Enfin, l'inflam-

mation dès son commencement jusqu'à sa terminaison marche d'une telle manière, son cours et son développement sont tellement inévitables et nécessaires, les parties enflammées s'éloignent tellement du degré d'incitabilité des autres parties du corps, elles s'isolent quelquefois d'une manière si particulière au milieu d'affections d'une nature opposée, que l'on s'aperçoit facilement que l'inflammation est beaucoup plus dominante que dominée, qu'enfin ce processus influe bien plus sur les conditions générales de l'organisme que ces mêmes conditions n'exercent d'influence sur l'état inflammatoire. C'est par ces caractères de l'inflammation que j'espère que nous arriverons à connaître mieux que par le passé la nature de ce processus, ou au moins à en mieux déterminer le caractère ou l'essence, les changemens qui en sont les conséquences, et l'influence qu'il exerce sur l'économie animale.

§ 7. Tant qu'un excès de stimulus n'arrive pas à produire l'inflammation, on remarque que les effets qui en résultent, dans l'état dynamique des fibres stimulées, sont proportionnés et relatifs au même degré du stimulus. Nous voyons que l'excitation morbide, ainsi que l'accroissement du mouvement qui en résulte, sont tellement relatifs au degré du stimulus appliqué, que la diminution des effets suit de près celle de la cause, et qu'aussitôt que le stimulus cesse, ou que par l'action opportune d'agens contraires, il peut être modifié, les effets ne tardent pas à disparaître. C'est ainsi que la chaleur excessive, la sécheresse de la peau, le mouvement fébril du

cœur et des artères ; l'excessive absorption des lymphatiques, la soif, la rougeur du visage ; la turgescence des veines cérébrales et la céphalalgie que
produit l'action d'un soleil ardent, ou une course
trop rapide, se dissipent facilement par le repos, la
soustraction du calorique et l'usage des boissons antiphlogistiques ou contre-stimulantes. Il en est de
même de l'ivresse produite par l'abus du vin ou autres
liqueurs alcoholiques, qui se dissipe aussitôt que
l'action de ces stimulus diffusibles vient à cesser, et
que l'on peut corriger par l'administration prompte
de boissons à la glace, du tartre stibié, ou d'eau de
laurier-cerise. De là, on voit que l'abus, la sobriété
et les privations, calculés toujours relativement à la
susceptibilité individuelle et aux habitudes des individus se rapportent exactement avec l'excès, la
modération ou le défaut d'incitation ou de mouvement vital ; et qu'enfin les règles universelles de la
modération et des rapports intimes pourraient entièrement constituer le code et l'appareil thérapeutique de la médecine. Mais aussitôt qu'une inflammation, soit grave ou légère, aiguë ou chronique,
s'est établie, toute proportion entre l'abus et l'excitation morbide est déjà détruite, toute relation entre
la cause et l'effet a cessé. C'est alors que les cor-
rectifs d'un excès de vin, de calorique ou d'exercice
n'ont plus de puissance, et que l'action tempérante
des remèdes antiphlogistiques ou contre-stimulans
est insuffisante pour arrêter avec promptitude le
mouvement excessif qui a lieu dans la partie enflammée, ainsi que dans celles qui lui sont contiguës ou

congénères. A quoi servirait à un ivrogne, chez lequel une gastrite ou une hépatite aiguë ou chronique se serait déjà formée, de chercher à en corriger les effets en buvant, s'il lui était possible, en un jour autant d'eau que dans un mois il aurait pu boire de liqueurs spiritueuses? Ce ne serait pas une raison pour que le péril de l'incendie occasioné par un excès de stimulus cessât. On n'obtiendrait pas pour cela la cessation de la phlogose-gastro-hépatique, comme on peut prétendre l'obtenir par une méthode opportune propre à modérer ses progrès pendant tout le temps qu'elle doit mettre à parcourir certaines périodes. Il n'a fallu quelquefois qu'une action très-passagère du feu, un coup de soleil, ou une course trop rapide pour provoquer une pneumonite, une ophtalmite, ou une angine. Cependant, une fois que l'inflammaiton du poumon, des yeux ou de l'arrière-bouche est établie, ce serait en vain que par le repos, l'exposition dans une atmosphère fraîche, en évitant l'action de la lumière, en faisant un usage abondant de boissons nitrées, ou enfin en s'assujettissant à des évacuations sanguines répétées, on voudrait en diminuer la durée; car l'inflammation tendra sans cesse à suivre son développement naturel, et ce sera déjà beaucoup si l'art peut parvenir à la circonscrire dans les bornes qui l'éloignent d'une périlleuse désorganisation, et faire que sa marche soit indépendante des causes qui l'ont fait naître.

§ 8. Il faut observer, à cette occasion, que ce que j'appelle le cours nécessaire de l'inflammation, et qui établit une différence entre celle-ci et les autres

(19)

affections dynamiques de la fibre vivante qui peuvent
céder aussitôt que les causes externes ont cessé d'agir,
n'est point un phénomène dépendant d'un degré
plus ou moins grand ou de l'importance de la maladie. Quelle comparaison pourrait-on faire entre une
ivresse profonde qui produirait non-seulement une
violente excitation morbide de tout l'appareil circulatoire sanguin, mais encore si un délire grave
venait s'y associer, et qu'il y eût menace de paralysie,
de défaillance, de vomissement, et enfin subver-
sion, de toutes les fonctions naturelles; quelle comparaison, dis-je, pourrait-on faire entre cet état
d'ivresse et une phlogose légère circonscrite sur un
des points de la conjonctive ou des paupières? Quel
rapport y a-t-il encore entre une fièvre éphémère
ardente produite par l'effet instantané d'un stimulus
excessif, mais tellement grave que l'on aurait lieu de
redouter une encéphalite ou un érysipèle superficiel
qui se bornerait à une des portions du tissu cutané?
Cependant, si l'inflammation n'a pas lieu, et qu'il
n'y ait ni rupture de vaisseaux, ni épanchement sanguin, quelque épouvantables que puissent être l'i-
vresse et la fièvre éphémère, elles se dissiperont
aussitôt que l'action des stimulus aura été soustraite;
tandis que cette légère inflammation des paupières
et cette phlogose érysipélateuse limitée auront leur
cours, et suivront ainsi, leurs diverses périodes,
sans occasioner de trouble extraordinaire, quelques
moyens contre-stimulans que l'on veuille employer;
et je défie bien qui que ce soit, qui ne serait pas
convaincu de *ce cours nécessaire* ou inévitable de

l'inflammation, d'arrêter s'il le peut, par quelques moyens antiphlogistiques ou tel autre moyen qui lui conviendrait, la marche d'une inflammation aussi légère que l'on pourrait la supposer (toutefois pourtant qu'il y aurait réellement inflammation), et dans quelque partie du corps que ce puisse être. N'est-il pas prouvé par ce que nous venons de dire, qu'une inflammation étendue ou bornée, grave ou légère, possède eu soi quelque chose de particulier ; qu'elle est une production extraordinaire, puisque la maladie commence, quoique les causes externes qui l'ont déterminée cessent d'agir ; tandis qu'au contraire beaucoup d'autres maladies ne finissent ou ne se maintiennent qu'autant que les causes externes cessent ou continuent d'exercer leur action. N'est-il pas démontré que l'inflammation se crée de soi-même une condition pathologique *indépendante* dont on pourrait difficilement calculer l'extension, la force, la durée et les influences d'après la force et la durée des causes externes qui n'existent plus ? Cette *indépendance* de causes externes qui l'ont déterminée et dont jouit une affection morbide, est le principal caractère, le caractère exclusif qui peut servir, je crois, à distinguer ce que l'on appelle *diathèse*. Et quand je ne réussirais pas à démontrer (dans l'ouvrage qui doit suivre ces considérations) que la diathèse de stimulus ou phlogistique dépend toujours d'une phlogose formée qui réagit d'une manière superficielle ou diffuse, il sera toujours certain que le processus de l'inflammation est le prototype de ce que raisonnablement on appelle

(21)

processus *par diathèse*, puisque l'inflammation est le seul exemple visible et démonstratif, en pathologie, d'une condition morbide qui survit constamment aux causes externes, et résiste pendant un certain temps aux moyens que l'on suppose capables de l'anéantir.

§ 9. J'ai dit, en second lieu, que l'inflammation, quoique vaincue, laissait aux parties qui en avaient été affectée des conditions morbides qui persistaient d'une manière si tenace lorsque la maladie était terminée, qu'elle devenait presque toujours le germe de nouvelles récidives. Nous observons constamment, en effet, après les maladies inflammatoires que la sensibilité, l'irritabilité, et en un mot, la susceptibilité des parties qui en ont été atteintes, sont devenues bien plus grandes qu'elles ne l'étaient d'abord. L'œil qui a déjà été enflammé devient plus sujet à ressentir l'action de la chaleur et des liqueurs alcoholiques; et si l'inflammation a été récidivée, l'action des stimulus les plus doux lui devient intolérable; il ne peut pas même supporter l'effet d'une lumière un peu vive, sans risque d'être affecté d'une nouvelle inflammation. Ainsi, le poumon, la trachée artère, l'arrière - bouche, l'utérus et la vessie deviennent d'une susceptibilité excessive à l'action du plus petit excès de stimulus, et sont d'autant plus faciles à s'enflammer que ces organes l'auront déjà été plusieurs fois. Cet état de susceptibilité morbide et d'excitabilité excédante, qui persiste après l'inflammation, doit être nécessairement, comme je l'ai indiqué précédemment, le produit de certains changemens dans les conditions organico-dynamiques auxquelles l'incitabilité est inhérente. Le nom *d'in-citabilité exaltée,* que quelques auteurs donnèrent à cette susceptibilité morbide est donc superficiel et vide de sens, comme nous le verront en parlant de la fièvre, puisqu'une synonymie ne renferme pas une explication, et que l'on ne saurait se dis-penser, pour l'essayer, de rapporter l'excès de la propriété vitale à un changement de quelques-unes des conditions organiques cachées, dont la manifes-tation constitue cet effet auquel on a donné le nom de propriété vitale. Cet état de susceptibilité mor-bide est peut-être la cause par laquelle une inflam-mation qui a déjà parcouru toutes ses périodes, dont il ne reste aucun de ses phénomènes importans, que l'on peut enfin regarder comme terminée, se rallume pourtant spontanément et sans aucune cause externe à laquelle on puisse raisonnablement attribuer sa récidive. Les causes très-légères qui peuvent se sous-traire à nos calculs suffisent peut-être pour que la partie à peine guérie d'une inflammation, et avant que l'exercice de ses fonctions et l'habitude l'aient accoutumée avec l'action des stimulus, soit encore susceptible de ressentir les effets des plus légères impressions. Cet état est toujours terrible aux yeux du praticien accoutumé à mesurer les conséquences ; puisque, quoiqu'il ne soit pas toujours indomptable par les ressources de la nature, il n'est que trop souvent réfractaire aux moyens de l'art; parce qu'il provient précisément d'un changement dans les con-ditions de la texture organique des fibres. C'est cc

que nous observons surtout dans l'angioïte ou artérite
diffuse : maladie souvent invincible, soit qu'elle tende,
malgré les efforts de l'art, à dégénérer en végétations
vasculaires morbides, ou en altérations anévrysmatiques ; soit qu'elle reproduise des hémorrhagies accompagnées de palpitations vasculaires morbides ;
ou bien qu'il en résulte un état chlorotique. Dans
cette maladie, j'ai vu si souvent de telles conditions
de sensibilité phlogistique se propager sur tout le
système des vaisseaux artériels, que si je dois considérer comme maladies universellement locales toutes
celles qui proviennent de substances irritantes en-
traînées dans le torrent de la circulation, je puis
par la même raison appeler *l'angioïte diffuse*, maladie universellement organique, quand elle est parve-
nue à affecter trop fortement la source de l'irritabilité
des fibres. Ce fait pathologique, de si grande importance pour la pratique, j'entends dire, la génération morbide ou le degré d'excitabilité augmenté
pour produire l'inflammation, ou les conditions organiques auxquelles elle est liée, a été prévu et reconnu
par les pathologistes et les praticiens modernes les
plus célèbres. D'après ce que j'en ai dit dans mon
ouvrage dejà cité, on ne saurait se dissimuler la discordance qui existe entre ce fait et la loi, trop universellement appliquée par Brown, de l'augmentation
ou de la diminution de l'excitabilité de la fibre par
suite de l'action des stimulus. Aussi l'illustre Rachetti
poussa-t-il si loin l'opposition qu'il forma contre la
règle de Brown, que non-seulement il pensa, comme
je l'avais déclaré, que l'excitabilité des fibres était

augmentée par la phlogose; mais il soutint encore qu'elle se formait toujours ou s'augmentait par l'action des stimulus, indépendamment du processus phlogistique. Ce qui, par les motifs que j'ai déjà exposés et déduits de l'habitude, ne me paraît pas pouvoir trop généralement s'accorder.

§ 10. Si l'on veut rechercher comment le processus inflammatoire peut éluder les lois les plus générales, et s'éloigner de celle de l'excitation ordinaire en se maintenant indépendant des causes qui ont pu le déterminer; si l'on demande comment il se soustrait aux lois de l'habitude en augmentant la sensibilité dans les fibres, ainsi que leur susceptibilité pour les stimulus, au lieu de la diminuer; si l'on me demande comment il peut s'accroître, même après que les causes qui l'ont déterminé ont cessé d'agir; et comment il parcourt des périodes déterminées en se régissant et s'alimentant par lui-même, comme source unique et thermomètre de la maladie; je puis bien confesser mon incapacité à fournir cette explication, tout en pouvant fournir des observations sans nombre propres à constater ce fait. Je placerai si l'on veut ce fait au nombre de ceux qui sont impénétrables pour notre intelligence, et derrière lesquels résident une foule de secrets ressorts inaccessibles aux recherches de l'anatomie et de la pathologie. Je dois encore regarder ce fait comme un de ceux qui, pour nous, doivent tenir lieu de causes, par la raison que nous ne pouvons pas voir au delà de ce qu'ils nous représentent par eux-mêmes, sans que pour cela on ait le droit de taxer la pathologie d'être superficielle ; puisque la philosophie naturelle, telle qu'on doit l'entendre, se réduit à une histoire exacte et coordonnée de faits, et que la gravité, l'électricité, le magnétisme et la nature même des corps ainsi que la source secrète de leur propriété, sont des choses qui, dans leur essence, sont aussi inconnues à la physique et à la philosophie que l'excitabilité des parties augmentées ou régénérées par l'inflammation l'est à la médecine.

§ 11. Ce n'est qu'en soumettant l'inflammation aux grandes comparaisons des autres opérations merveilleuses physiologiques et conservatrices de la nature, que l'on peut avoir l'avantage de voir se reproduire, quoique sans explication du secret et par un même mécanisme les mêmes lois et les mêmes influences : si l'un de ces grands phénomènes ne nous donne pas la clef du secret, il peut au moins nous servir à mettre l'autre à sa place et à le considérer dans ses relations les plus naturelles. La génération, le développement, la reproduction des parties sont bien certainement des opérations de la nature, dont les causes intimes sont inconnues. Elles dépendent cependant d'une excitation augmentée ; d'une vie plus active ; elles procèdent (quand le premier mouvement en a été donné par des agens extérieurs), elles procèdent, dis-je, indépendamment de ces mêmes causes, et deviennent néanmoins effet de ces opérations, qui se rapportent toutes à une végétation, à la création ou à des êtres complétement organisés, ou bien à des parties nouvelles qui, ayant une organisation particulière , possèdent tout le maximum

possible de vitalité et de susceptibilité pour l'action
des stimulus. L'utérus , dans l'état de grossesse
(d'après les belles observations de Hervey, examiné
depuis le premier moment de la conception et progressivement jusqu'au plus haut degré de son développement , dans plusieurs centaines de biches),
donne l'idée des progrès successifs de l'inflammation
et de ces végétations croissantes qui sont , dans les
viscères, le produit d'un état inflammatoire. D'après
les ingénieuses observations d'un de mes illustres
amis , le célèbre Onofrio Scassi , la membrane de
l'utérus, appelée *décidua* par Hunter, n'est rien autre
chose que le produit d'une inflammation naturelle.
C'est ainsi qu'il s'exprime dans sa belle dissertation
sur le fœtus humain : « Phlogosis sequela lymphæ coa-
« gulabilis exsudatio in viscerum inflammationibus
« a practicis observatur. Ex hujus modi lymphâ effor-
« mantur pseudo-membranæ, quæ indè superficiei
« inflammatæ adhærentes eam aliis vicinis connec-
« tunt, novas sæpe constituunt tunicas, nova liga-
« menta, aliaque similia : parvi sanè momenti, bre-
« vissimæque durationis essent, si in eodem statu
« persisterent , scilicet uti simplices lymphæ por-
« tiones densiores ex calore factæ, et aliquam ex-
« tensionem telœ in modum casu sortitæ, nunc
« majorem, nunc minorem : sed vehementer differt
« ab origine earum progressus. Ex vicinis quibus
« innituntur partibus vitam et nutritionem mutuan-
« tur ; vascula minima, quæ ad ultimas cujuscumque
« visceris partes exteriores perveniunt, novam , ut
« ita dicam, evolutionem patiuntur, quotiescumque

« humorum copia et vis augeantur ; ultra inflammati
« visceris fines ad recentem super inductam mem-
« branam sensim sensimque elongantur, et vix eam
« attingunt quod citò in ea distribuuntur, ut illi
« vitam tribuant. Vasa sanguifera aliquandò comi-
« tantur nervea filamenta, undè sensibilitatem etiam
« acquirunt. Quare organica hinc nascitur nova cor-
« poris pars, quæ licet sæpe animali œconomiæ in-
« commoda evadat, non raro optimo usui inservire
« aptissime potest. Ejusdem naturæ suspicari quis
« posset esse illam in utero quæ constanter fœcun-
« dationi succedit ; quæ gradatim crassescit in mem-
« branam reticulam vasculosam, quæ filamentosa
« dicta fuit a nonnullis, villosa a Ruichio, ab aliis
« chorion falsum, seu spongiosum, ab Huntero de-
« nique, quia, cum ovo, post partum vel abortum
« ab utero dividitur, ac decidit, caduca vel decidua
« nominatur...... Membranas ab inflammatione
« productas longe nobiliorem quàm a simplici lym-
« phæ condensatione originem habere verosimile
« videtur. Vim illam organico corpori congenitam
« quæ patet partes nonnullas resectas reproducere,
« novas evolvere, sanas morbo confectis substituere,
« hujus generis membranarum auctorem esse tota
« suadet analogia. »

§ 12. Les observations les plus attentives nous
prouvent en effet que la faculté reproductive est
l'apanage de l'inflammation, puisque l'on voit que
c'est par elle que les pertes de substance, qui
sont le résultat d'incisions ou de plaies, se con-
solident ou se remplissent ; une nouvelle fibre se

régénère, des masses osseuses entières se reproduisent ; enfin si l'inflammation trop violente fran-
chit les bornes qu'une règle inconnue semble
prescrire à ses productions, la partie régénérée
acquiert un volume extraordinaire. Les archives de
l'anatomie pathologique sont remplies de ces produits
monstrueux d'êtres presque nouveaux, de végé-
taiions de formes inconnues qui se sont formés
dans les parties internes ou sur les parties du
corps humain, sous l'influence de l'excitation morbide d'une partie enflammée. Mascagni a observé
(comme l'a rapporté mon savant collègue et concitoyen troptôt ravi aux progrès de l'art et à l'honneur de la patrie, dans une note sur ses *Recherches
relatives à l'action spécifique du quinquina sur les
voies urinaires*) ainsi que Hunter, Rézia, Testa,
Cruiskank, Pratolongo et Moore, que les vaisseaux
sanguins, lymphatiques, le tissu cellulaire, les car-
tilages et les os s'étendent, se développent et crois-
sent en masse sous l'influence énergique de l'inflammation. La force de la vie, dans certaines circonstances, est telle que fréquemment on voit de nouvelles
productions se former, comme certaines membranes
cellulaires dans la pneumonite qui, selon l'illustre
Maincourt, sont bien distinctes des fausses membranes, puisque, sur ces membranes de nouvelle
formation, on voit se ramifier et se propager des
vaisseaux sanguins qui, comme elles, sont de nouvelle
création; vaisseaux qui ont été observés par Hunter,
et injectés par Kline. L'analogie nous démontre
qu'une végétation nerveuse peut également avoir

lieu dans de pareilles circonstances. Le célèbre Cruiskank a vu, dans les parties morbidement développées par l'effet de l'inflammation, que les filets nerveux qui les parcouraient avaient aussi pris de l'accroissement. Que de points d'analogie nous présentent encore la génération ou le développement naturel des corps, la régénération et la reproduction des parties, avec le processus phlogistique, ses proproduits et ses conséquences ! Ces productions et ces développemens, qui sont indépendans des autres parties, se forment sous l'influence d'une action qui leur est pour ainsi dire particulière, et par un effort des parties sur lesquelles ils ont lieu, de même que l'inflammation se développe sans être entretenue par aucune cause externe. Il arrive quelquefois que le fœtus, sans conserver de proportions avec les autres parties, se développe d'une telle manière, qu'il devient funeste à la mère ; de même que l'on voit le mésentère, l'épiploon, les ovaires, excités par une phlogose lente, arriver par une végétation indépendante d'aucune autre dégénérescence, à un développement tel, que, par le seul effet de la compression, ils deviennent la cause de la mort. L'utérus, dans la grossesse, devient le centre d'une nouvelle vie : le fœtus y prend quelquefois un accroissement admirable, tandis que la mère maigrit dans toutes ses parties, et manque de forces physiologiques à un tel point, qu'elle est réduite à une émaciation extrême. C'est ainsi que, dans certaines maladies, quoique les autres parties du corps soient diminuées d'embonpoint, de sucs et de vitalité, la partie enflammée domine le reste de l'économie sans en dépendre ; elle croît pour ainsi dire aux dépense des autres parties, et devient le seul centre de végétations extraordinaires, et se forme en un foyer d'excitation et de feu, qui n'existe pas ailleurs. Les corps de nouvelle formation, les parties régénérées ou reproduites, possèdent une nouvelle vie, une sensibilité encore vierge et très-vive. On comprend facilement, dit Rubini, pourquoi les fibres nouvellement formées et pour ainsi dire de nouvelle organisation, conservent dans les parties enflammées, pendant quelques temps, un plus grand degré de sensibilité, une excitabilité plus exquise. Aussi le nom d'enfance rétrograde que j'ai donné à cette excessive sensibilité des fibres, qui est le produit d'inflammations précédentes, ne me paraît-il pas éloigné d'exprimer la même idée. Serait-il extraordinaire que la nature se servît desmêmes moyens pour reproduire comme pour détruire ; pour organiser d'après le type régulier, ainsi que pour organiser d'une manière confuse ou opérer la décomposition ? La désorganisation provenante de l'inflammation est également le produit du travail actif d'une aberration de la nature, et d'une transgression des lois qui sont assignées à la santé. Le même processus qui fait que de l'enfance à la virilité, les parties molles se raffermissent progressivement, est aussi celui qui du moyen âge à la décrépitude, les dessèche et les endurcit sourdement jusqu'à l'époque de la mort naturelle. C'est ainsi que les décompositions chimiques produites par l'action vitale qui maintenues dans de certaines limites produisent le développement du calorique et entretiennent la température animale , quand elles sont poussées à un degré exorbitant et funeste, comme dans *la combustion spontanée* , deviennent tout d'un coup, l'aliment de la fournaise qui dévore la machine animale. Il est certain que la matrice d'une femme morte pendant une grossesse avancée nous laisse voir les mêmes conditions , et l'aspect d'un épaississement morbide de cet organe , tel qu'on l'observerait à la suite d'une métrite aiguë ; c'est également l'inflammation qui donne lieu à la suppuration ainsi qu'à la destruction des parties ; c'est encore elle qui, maintenue dans de certaines limites , prépare les fibres qui doivent servir à remplir les cavités , qui en provoque et complète la cicatrisation. Une partie divisée ne se régénérera jamais sans le secours de l'inflammation, et la chirurgie ne saurait opérer aucun de ses prodiges, qu'en excitant l'inflammation des parties , si elle est languissante , ou en la modérant , si elle est extraordinaire.

CHAPITRE III.

Les pathologistes de l'antiquité, ainsi que ceux qui les ont suivis jusqu'à l'époque de Brown, ont toujours considéré l'inflammation comme un processus par accroissement d'action.

§ 13. QUE l'inflammation considérée en elle-même soit un processus de stimulus augmenté, cette idée pathologique (quoique rendue en des termes différens qui correspondent aux différentes époques de la médecine), cette idée, dis-je, est aussi ancienne que peut l'être l'observation de cet état morbide, le plus fréquent et le plus manifeste de tous ceux qui appartiennent à la pathologie. Cette opinion pathologique fut, à mon avis, inspirée autant par les phénomènes que l'inflammation présente, que par la nature des remèdes que l'expérience a démontré pouvoir être utiles et nécessaires pour la dompter, ainsi que par la nature des applications nuisibles qui l'entretenaient ou l'augmentaient. En examinant avec attention toutes les maximes qui sont relatives à l'éthiologie de l'inflammation, ainsi que les moyens que les pathologistes ont adoptés pour essayer l'explication de cet important phéno-mène morbide, nous y voyons que tous tendent à dé-montrer, dans la marche du processus phlogistique, (quelles que soient les causes occasionelles qui en provoquent la formation, ou les circonstances dans lesquelles il se développe) un accroissement d'action plus ou moins fort. Si l'on veut remonter aux explications premières les plus informes des temps les plus reculés , ainsi qu'à une pathologie naissante et encore enveloppée de prestiges , ou bien que l'on veuille parcourir les doctrines humorales , ou celles des fermentations chimiques des lois hydrauliques ou mécaniques appliquées à l'étiologie de l'inflammation , ou que d'une autre part , on veuille considérer ces beaux traits de lumière aux moyens desquels les anciens solidistes prophétisèrent les doctrines que nous soutenons aujourd'hui ; ou bien les hypothèses staaliennes qui ne voyaient partout que la force médicatrice de la nature , ou celles qui postérieurement émanèrent d'une confiance mal placée ; nous voyons que depuis Galien jusqu'à Darwin , ce ne fut que la même idée reproduite sous différens noms. Brown seul devait s'écarter de la règle générale , qui veut que, par inflammation, on entende une augmentation d'action dynamique ou de stimulus : parce que, selon sa doctrine, les formes, les résultats et les phénomènes n'étant d'aucune valeur, il n'attachait d'importance qu'aux causes externes pour décrire entièrement la marche et le génie d'un processus morbide ; l'organisme général étant pour lui le thermomètre exclusif de toutes les affections dynamiques dont pouvait être atteinte une partie , et la nature de chacune pouvant être différente en raison du génie de la diathèse , il fallait bien aussi soumettre à cette même loi jusque l'inflammation , malgré tout ce que par elle-même elle pouvait exprimer : il devait enfin selon lui exister une inflammation *asthénique* , ou

3

s'il m'est permis de le dire, une inflammation sans inflammation ; sa théorie conciliait enfin dans une
inflammation supposée *asthénique* deux choses
de nature opposée : augmentation de mouvement
dans la partie enflammée , et diminution d'action
vitale ou d'excitation de l'organisme

§ 14. Nous aurons lieu par la suite d'examiner les
circonstances dans lesquelles l'inflammation , selon
les browniens, devient asthénique, et comment, par
ce motif, ils la traitaient par des remèdes excitans ;
et nous tâcherons de soumettre à une analise rigoureuse les raisons qui ont pu servir à soutenir
une pareille maxime. Ces motifs , par une vénération que je crois cependant juste, à cause du génie
transcendant du médecin écossais, furent pendant
long-temps plutôt servilement répétés que confron-
tés avec les résultats pratiques et les phénomènes
de l'inflammation. De plus, s'il a existé quelques
causes qui aient pu former obstacle à l'avancement
de la médecine et qui l'aient empêchée d'atteindre
le degré d'amélioration dont elle est capable, ce
fut à mon avis (et beaucoup de personnes parta-
gent mon opinion) l'admission de l'inflammation
asthénique. Mais persuadé , comme vous le serez
vous-même bientôt, si la force d'inévitables inductions et le langage des faits peuvent être sentis par
vous, comme depuis long-temps j'en suis pénétré :
persuadé, dis-je, que l'inflammation, par sa manière
d'être dans les parties où elle se forme, indépendamment des causes qui l'ont précédée, et des circonstances au milieu desquelles elle s'est développée ,

conserve toujours le caractère d'un excès de stimulus, je trouve que rien n'est plus absurde que la division, admise, même par un assez grand nombre de praticiens, de l'inflammation en *sthénique* et *asthénique*. Et j'ai à regretter qu'à la faveur du prestige de cette asthénie, la méthode curative excitante, si opposée à celle des meilleurs médecins de l'antiquité, sans avoir pu faire rétrograder ces dégénérescences de l'inflammation, auxquelles aucune méthode de traitement ne peut être utile quand une fois elles sont parvenues à un certain degré, ait cependant pu traverser un certain nombre d'années, et rendre incurables ces processus, qu'une méthode anti-phlogistique aurait pu probablement dompter. Mais enfin la force de la vérité a peu à peu déchiré le voile ; c'est pourquoi avant que de passer à la démonstration d'un aussi grand nombre d'erreurs et de désordres aussi graves, il convient aujourd'hui (ce qui aurait paru ridicule il y a vingt ans) de rechercher un prélude de sanction aux maximes du jour dans les idées mêmes des anciens pathologistes et des praticiens, qui leur furent suggérées par la simple nature des choses et qu'ils ont justifiées par la pratique de l'art.

§ 15. Le *raptus sanguinis quem una pars exprimit, et mittit in aliam*, de Galien, indiquait un excès de stimulus et de mouvement dans la partie frappée d'inflammation ; ainsi que le *pulsus in inflammata saltem parte major, vehementior, crebrior*, du premier pathologiste de la Grèce. Oribase-Aetzius et Paul d'Égine ignoraient bien comment

et pourquoi le sang se porte en plus grande quantité, avec plus de force, et s'accumule dans une partie enflammée ; mais ils n'ont point ignoré que
l'inflammation avait lieu quand « *sanguis calidior*
« *copiosius in aliquam partem confluit... et vasa*
« *urget et calorem præter naturam invehit.*» Willis
et Sylvius de le Boe, tous deux de la secte chimique,
ne pouvaient pas dévier de leurs principes dans les
explications pathologiques ; cependant ils déclarèrent aussi dans leur langage que les phénomènes
de l'inflammation devaient toujours dériver plutôt
d'un excès que d'un défaut de principes calorifiques.
Et ce qu'ils voulaient dire par *sanguis effervescens ,
qui ob orgasmon partis vascula minora trajiciat,*
était bien conforme à cette idée; mais ce que disait Sylvius, était encore bien plus en harmonie avec notre
pathologie, quand il s'exprimait en ces termes : *partes sanguinis spirituosæ, acriores factæ, acrius in
se mutuo insurgunt , et effervescentiam calidam
excitant;* ils exprimaient plus clairement et d'après
de meilleurs principes la même idée ; ils indiquaient
à la fois l'effet, c'est-à-dire l'augmentation du mouvement et la turgescence de la partie, ainsi que la
cause provenant, de l'augmentation d'action ou de
stimulus , comme on doit le supposer , d'après la
définition qui en a été donnée par de Gorther, *stimulus in inflammatione existit , qui vitalem mo-
tum topicum et peculiarem versus datam partem
instigat;* ce qui peut comprendre encore l'épine
d'Etmuller, qui avant lui avait été proposée par Van
Helmont , *quæ intemperiem calidam post se*

trahit, concitatius movendo spiritum influum in partem adfectam tam per nervos quam per vasa: Etmuller ajoute à la suite de cette étiologie beaucoup d'autres réflexions, mais peut-être qu'à nous seuls était réservé le droit d'en faire ressortir la valeur, étant placés de manière à pouvoir démontrer tout le mal qu'a pu produire à la pathologie, ainsi qu'à la médecine, dans ces dernières époques, la fausse idée de prétendre que l'état de l'organisme en général pouvait toujours influencer l'action des affections phlegmasiques locales, indépendantes de lésions mécaniques; *causa inflammationis*, disait Etmuller, *non est sanguis, sed irritatio seu spina:* remarquez bien que cette épine n'avait pas un rapport absolu avec un corps lacérant ou piquant ni avec la division ou dilacération mécanique des parties enflammées ; mais Etmuller prétendait figurer dans l'épine une distension des vaisseaux ou une congestion sanguine, une acrimonie, une irritation, un stimulus interne ou externe, un transport ou une diffusion d'actions et de mouvemens morbides, qui déterminaient intérieurement ou extérieurement une inflammation par le concours des nerfs, des vaisseaux ou des membranes. L'épine d'Etmuller ne renfermait-elle pas tout l'esprit de la pathologie d'Haller? Cette manière de voir n'égale-t-elle pas celle que long-temps après Borsieri avança ? *sœpe inflammationem nulla antecedit inflammatoria sanguinis diathesis, sed tantummodo consequitur?* cette manière de voir n'est-elle pas parfaitement conforme à l'idée que nous avons, même sur ce qui concerne les maladies dynamiques ou dyathésiques, de l'influence de l'affection locale sur tout l'organisme, à l'opposé de l'opinion trop générale de Brown, de l'influence de l'organisme sur les parties enflammées? De Gorter, Haller et Borsieri, ainsi que nous, ont été prévenus par les plus anciens pathologistes ; et aucun de ces grands hommes ne s'est plaint, et aucun ami de la vérité ne se plaindra, que sous le voile de différentes théories les maximes les plus récentes aient été professées beaucoup de siècles avant nous, puisqu'elles acquièrent par ce moyen un plus grand fonds de vérité et qu'elles confirment davantage l'exactitude des faits.

§ 16. Le grand Sydenham, sans entrer dans la subtilité des recherches, et se renfermant simplement dans le fait, se rattacha également à la même idée d'augmentation d'action ou de stimulus, comme condition de la phlogose ; sans avoir égard ni à sa forme ni à son origine (que ce soit la pleurésie ou la peste), il ne considérait en elle que l'ascension du sang, quelle que fût la partie où elle avait lieu. Les tentatives de la médecine mécanique et hydraulique se rapprochèrent de cette même idée d'augmentation d'action et de mouvement dans les parties enflammées ; tels furent les efforts que firent Bellini, Pitcarné et Hoffmann pour expliquer comment le sang, stagnant dans une portion des extrémités vasculaires engorgées, devait avoir un cours plus rapide dans les vaisseaux libres, par une distension proportionnée des fibres, un accroisse-

ment d'attrition , un développement plus grand de calorique ; idée très-analogue à celle de Carl-Musitanus qui , ayant plus égard à l'action vitale qu'aux lois de l'hydraulique, s'exprimait ainsi: *sanguine coagulato in vasis capillaribus arteriosis motus intercipitur , vas in furorem agitur , spiritus fit insolens et hostilis , pulsatio et calor provocantur , et inflammatio producitur.* Cette idée de l'obstruction des vaisseaux, comme cause de l'ascension phlogistique, et de l'accroissement du mouvement, prit tant de faveur sous la plume d'Hermann Boerhave, et fut tellement prise en considération, que les écoles d'alors n'adoptèrent pas d'autre langage, soit pour démontrer l'inflammation , ou expliquer la fièvre qu'elle produit. De Gorther seulement , l'un des plus distingués parmi les disciples du professeur de Leyde, osa s'opposer aux explications du maître , en faisant dépendre , comme je l'ai dit plus haut , l'inflammation d'un principe plus exact , c'est-à-dire du stimulus qui est augmenté, dans la partie où elle se forme, de l'action vitale ou nerveuse , ainsi que du mouvement. Le disciple de Boerhave (a sagement observé Winterl) a été vaincu par la force de la vérité , lorsqu'il rejeta l'idée de l'obstruction des vaisseaux comme cause constante et nécessaire de l'inflammation ; « irrita-
« tiones nervos probatum est , calorem , ruborem,
« tumorem , palpitationes , circumquaque et a re-
« motissimis partibus derivationes facere versus
« stimulum , maxime si nervus circa ganglion irri-
« tetur. Solam puncturam vasis lymphatici illud

« rubro sanguine replere, stimulum verbo per to-
« tam massam diffusum, febrim ardentem in toto
« corpore facere observationes demonstrant. » Et
même avant de Gorther, Jean-Baptiste Senac l'un
des flambeaux de l'anatomie pathologique de France,
avait déclaré que « Inflammatio ex stimulo nascitur ,
« stimulo alicui parti applicato cordis actio per con-
« sensum intenditur ; obstructio autem per se non
« mutat actionem cordis, nisi quatenus irritare par-
« tem valeat.» D'autre part l'illustre Boissier de Sau-
vage, rejetant comme insuffisantes les explications hydrauliques et mécaniques, eut recours aux principes
de Stahl pour expliquer comment le cours des fluides
étant ralenti de quelque manière que ce soit dans une
partie quelconque, qu'il y ait congestion, ou qu'il y
existe une puissance étrangère nuisible, le principe
animal y augmentait le mouvement et l'action d'où
résultait l'écartement de tout obstacle au cours
des fluides, à l'ordre naturel et à l'économie de la
vie. Dans cette explication, bien que la cause d'où il
dit provenir l'augmentation d'action et de mouvement dans la partie enflammée soit déduite d'un
principe tout-à-fait abstrait, on y rencontre pourtant encore l'idée d'une augmentation d'action et
de stimulus, qui correspond aux phénomènes de
l'inflammation.

§ 17. A cette époque, la doctrine de l'irritabilité
d'Haller prenait du crédit , et préparait ainsi la
voie aux idées plus simples de la vie dans l'état de
santé et de maladie, ainsi que de l'influence vitale
dans la production des maladies, comme Baglivi

l'avait déjà démontré et soutenu. La voix d'Haller retentit d'une manière uniforme dans toutes les écoles de l'Europe, où l'étiologie de l'inflammation fut reconnue appuyée du stimulus, par qui l'action des vaisseaux dans les parties qui en sont affectées est augmentée d'une manière morbide, d'où dérivent les vibrations insolites des artères, la distension et la chaleur; quoiqu'il soit juste pourtant d'avouer que de Gorther et Senac avaient précédé le professeur de Gottingue dans l'explication de l'étiologie de l'inflammation. Depuis cette époque Bordeu, dont les idées seront toujours précieuses relativement à l'activité et à l'indépendance du processus inflammatoire soutint avec énergie, que l'action des fibres augmentée par le stimulus était la cause unique de l'inflammation. « Il semble, disait Bordeu, que « lorsqu'une partie s'enflamme, elle devient un or- « gane particulier, qui a son action, la circulation « et toutes ses fonctions indépendantes, à certains « égards, de ce qu'elle reçoit de la circulation gé- « nérale; peut-être même ce qu'on appelle l'arrêt « ou l'engorgement du sang, qu'on a regardé comme « la cause de l'inflammation, n'est-il que l'effet « d'une disposition particulière qui survient à une « partie, dont les nerfs ont une certaine action un peu « violente, et qui est, à proprement parler, la cause « de l'inflammation. » Fabre souscrivit entièrement à cette explication; et le célèbre Hunter regarda en général l'inflammation comme l'effet d'une action augmentée; cependant les distinctions qu'il établit dans la suite, en traitant de l'inflammation dégénérée en gangrène, entre l'accroissement de l'action morbide des fibres enflammées et la diminution de la puissance vitale, auraient pu laisser quelques doutes sur la fermeté de ses principes, s'il n'avait pas déclaré, comme nous l'observerons en son lieu, que l'on devait éviter l'emploi des remèdes excitans dans les inflammations gangréneuses, puisque par leur action ils pourraient faire prendre au processus gangréneux un terrible accroissement. Cullen seul s'éloigna de cette simplicité, dans l'explication de l'inflammation, en cherchant à retirer de l'oubli, par la théorie du spasme, les doctrines de Stahl et d'Hoffmann. Mais ce spasme, à bien le considérer, ainsi qu'il est représenté dans la pathologie de Cullen, n'est qu'une condition qui précède le développement de l'inflammation, lequel développement ne doit toujours être attribué qu'à la réaction, par laquelle l'action fibrillaire est morbidement accrue, ainsi que le mouvement des vaisseaux. A pareille époque, deux Italiens qui se sont rendus recommandables par l'étude de l'inflammation, Fiorani et Borsieri pensèrent également que la formation de l'inflammation ne devait pas avoir d'autre origine que celle d'un accroissement de stimulus; deux autres hommes illustres, Azzoguidi et Caldani, défendirent cette étiologie très-simple, contre les suppositions mécaniques et hydrauliqnes.

§ 18. Jusqu'ici la pathologie de l'inflammation s'appuyait donc d'un principe qui était généralement le même; elle se basait donc sur le même fait, l'accroissement d'action et de stimulus, quoique déduite d'élémens divers, et démontrée par quelques-uns à l'aide d'un langage différent. Jusque-là le processus phlogistique était considéré en général, et dans quelques circonstances qu'il ait été rencontré, comme l'expression d'un stimulus augmenté au moins dans la partie qui était affectée d'un pareil processus ; et jamais il n'entra dans l'idée des pathologistes de soupçonner que l'inflammation, considérée en elle-même, puisse se faire ressentir par l'effet d'une diminution d'action, ou par défaut de stimulus. Brown, ainsi que je l'ai déjà indiqué, peut être considéré comme le premier, et le seul parmi les chefs de sectes, qui, soumettant aussi l'inflammation aux deux diathèses opposées, se soit avisé de la déclarer, non-seulement possible, mais encore existant dans un très-grand nombre de cas, et exprimant une diminution de stimulus et d'excitation ; d'où naquirent les distinctions d'inflammations *sthénique* et *asthénique*, adoptées jusqu'à l'époque de l'établissement de la nouvelle doctrine italienne. Nous verrons, dans le chapitre suivant, quels ont été les illustres pathologistes qui, malgré les préceptes de Brown, ont soutenu l'ancienne et générale étiologie. Nous y verrons encore sous quel masque, et par quelle subtilité, enveloppée d'une apparence de raison, on chercha à soutenir la *phlogose asthénique*, et comment les prôneurs de cette opinion, qui ne se rattachent à rien autre chose qu'à la classification brownienne, invoquent en vain l'appui des faits, puisque le peu qu'ils en peuvent citer, de quelques maîtres de l'antiquité, reste dans l'équivoque. En exposant les fondemens de l'étiologie que nous soutenons, et en répondant aux objections qui jusqu'ici ont pu avoir été faites, nous tâcherons de donner un plus grand degré de solidité à un des principaux points de la nouvelle doctrine.

CHAPITRE IV.

L'inflammation maligne ou gangréneuse, ainsi nommée par les anciens, ne renfermait pas l'idée d'une diminution d'action dans les parties enflammées. Brown seulement, tirant des conjectures de la faiblesse physiologique du système ou des résultats de l'inflammation, admit l'inflammation asthénique comme affection produite par défaut d'excitation. Beaucoup de savans praticiens s'opposèrent à l'introduction de cette maxime.

§ 19. Avant l'apparition de Brown, comme je l'ai déjà dit, aucun des plus célèbres parmi les pathologistes n'eut l'idée de croire que l'inflammation, considérée en elle-même, puisse dépendre d'une diminution du stimulus, d'une inertie de mouvement ou de l'action languissante des fibres vasculaires, des viscères affectés d'inflammation. La contradiction était trop grande, entre la rougeur, la chaleur, la turgescence, ou la vibration des vaisseaux, plus ou moins augmentées dans une partie enflammée, et la diminution du stimulus, du mouvement ou de *l'impetus vitæ,* dans la même partie. Aussi aucune pathologie n'arriva-t-elle jamais à un degré tel d'incohérence que forcée par les faits même, de considérer dans l'inflammation, d'une part, l'expression de mouvemens vasculaires, plus actifs que dans l'état de santé, elle ait pu, de l'autre, déduire d'une pareille augmentation de mouvemens, une diminution d'action. Cependant, comme je l'ai déjà dit, l'idée d'un ralentissement ou d'une stagnation du sang dans les vaisseaux capillaires, comme cause de l'inflammation , avait trouvé des partisans ; soit que cette obstruction dans les vaisseaux capillaires provînt d'un épaississement des liquides, ou bien de quelques particules de sang introduites dans des canaux qui leur étaient étrangers , ou d'uns pasme des fibres ou des vaisseaux mêmes, qui aurait pu en diminuer la capacité. Mais une pareille obstruction, un tel épaississement, ralentissement, etc. des liquides, n'étaient pas considérés comme constituant l'inflammation : on considérait seulement toutes ces circonstances comme signe précurseur ou cause occasionelle ; alors l'action des gros vaisseaux et du cœur, provoquée et accélérée par ces obstacles , faisait naître cette augmentation dans la circulation qui succédait au spasme des vaisseaux capillaires et au ralentissement de leur circulation. C'était l'accroissement de *l'impetus vitale*, ou l'action conservatrice qui, cherchant à vaincre les obstacles, donnait naissance à l'inflammation. L'obstruction ou le spasme étaient l'épine de Van-Helmont, le stimulus d'Haller, de Fiorani et de Borsieri, par laquelle le mouvement des fibres et des vaisseaux était augmenté, d'où résultait le développement des phénomènes de la phlogose.

§ 20. Les anciens ne manquèrent pas de signaler, comme étant digne de considérations particulières, et comme plus périlleuse, cette inflammation (dont nous ferons mention en son lieu) qui ne se manifeste pas franchement ni avec les caractères qui sont propres à l'inflammation, c'est-à-dire celle qui se forme d'une manière occulte, sans occasioner une douleur remarquable, comme s'il existait une insensibilité ou semi-paralysie clandestine ou maligne des nerfs : ou bien celle dans laquelle l'excitation générale est au-dessous de l'excitation locale : ou bien celle encore qui est accompagnée de phénomènes d'abolition nerveuse, ce qui lui a fait donner le nom de nerveuse : ou celle qui précipitamment, et d'une manière irréparable, dégénère en gangrène, soit par l'effet d'une lésion profonde dans l'action nerveuse, soit par la nature du sang, qui la dispose à certaines dégénérescences qui ont reçu le nom de *putride* ou *scorbutique.* Mais ce n'est pas une raison pour croire que les anciens se soient imaginés que l'inflammation, considérée dans les parties où elle s'est établie, ait jamais été produite par un défaut de stimulus ou d'action vitale, et que cette action soit précisément plus languissante dans la partie enflammée qu'ailleurs. En considérant attentivement le sens de leurs expressions et de leur pathologie, il me semble plutôt qu'ils croyaient que, dans les inflammations dites *putrides* ou *malignes*, l'accroissement phlogistique de l'action vasculaire avait mis en mouvement telle espèce de sang ou certains liquides qui étaient disposés à la fermentation putride ou à la dissolution ; il me semble encore possible qu'ils aient pu considérer ce mouvement morbide (grand ou petit, obscur ou manifeste) comme étant provoqué malheureusement par *l'épine* ou *l'acrimonie*, *l'obstruction* ou *le spasme* dans une fibre facile à dégénérer ou à se rompre, sans que pour

cela le mouvement phlogistique soit produit ou entretenu par une diminution d'action. Ils distinguèrent
dans quelques-uns de ces cas, l'état de la partie enflammée, d'avec celle de l'économie, c'est-à-dire la
prostration des forces de l'organisme, de l'excitation partielle sans établir pour cela aucun doute
sur la nature phlogistique des caractères apparens
ou cachés qui sont propres à l'inflammation. Un
grand nombre considérèrent l'acrimonie et la dissolution du sang, comme pouvant influencer et faire
en très-peu de temps dégénérer en gangrène la
plus simple inflammation ; mais l'inflammation en
elle-même n'exprimait pas à leurs yeux une diminution de mouvement ; enfin ils mêlèrent à la méthode anti-phlogistique l'usage de prétendus remèdes antiseptiques, dont il était réservé à notre
époque de déterminer précisémeut la valeur. Ils
se virent cependant forcés pour balancer les forces
universelles, d'être modérés sur l'usage des remèdes anti-phlogistiques, et surtout sur les déplétions sanguines générales ; mais ils n'abandonnèrent
pas pour cela l'usage des remèdes anti-phlogistiqnes
particulièrement sur la partie malade ; et les moins
clairvoyans parmi eux ne furent pas sans remarquer les accidens qui survenaient par suite de la
méthode échauffante ou alexipharmaque ; aucun
d'eux ne s'attacha exclusivement aux toniques ;
quelques-uns mêmes n'épargnèrent pas, comme
nous le verrons plus loin, l'usage des remèdes
reconnus décidément aujourd'hui être contre-
stimulans. Les médecins anciens hésitaient et se

contredisaient encore dans certains cas, et dans
des circonstances où des dégénérescences indomptables et précipitées, malgré toutes les méthodes
de traitement, frappent de mort les parties enflammées, et enfin le reste de l'individu. Mais qui ne vacil-
lerait pas en de pareils momens? Et quel avantage obtient-on dans certain cas très-grave de l'une ou l'autre
méthode? Cependant ils ne négligèrent pas de chercher à calmer l'inflammation par l'usage de remèdes
émolliens et sédatifs, au moins locaux ; et ce qui enfin
est digne d'une attention particulière, c'est que les anciens médecins n'ont jamais différencié par rapport à
la nature ni au traitement, comme cela a eu lieu na-
guère, les inflammations chroniques des aiguës; ils les
traitaient toutes, comme nous l'observerons en son
lieu, par les remèdes les plus contre-stimulans. C'est
par cette raison qu'il me semble prouvé que selon
l'ancienne doctrine l'idée pathologique de l'inflammation était une et n'a jamais été en contradiction
avec les phénomènes qui caractérisent une inflammation quelconque tant que réellement elle existe,
à quelque degré que ce soit. L'inflammation *maligne*, *la putride*, *la scorbutique*, *la gangreneuse*,
indiquaient, comme nous le verrons par la suite,
la mauvaise disposition du sujet chez lequel elle se
formait ; cette mauvaise disposition ou la nature
particulière des fluides présageaient les fatales dégénérescences de l'inflammation, mais elles n'indiquaient aucune différence dans sa nature, qu'elle
ait été produite ou entretenue par des élémens d'une
activité diamétralement opposée.

4

§ 21 J. Brown n'était pas fait pour aucun genre de transaction ; en général, les maladies qui n'ont pas le caractère inflammatoire peuvent dépendre d'un excès comme d'un défaut de stimulus ou d'action vitale : ainsi, selon lui, l'inflammation devait appartenir également à l'une ou l'autre diathèse. Peu importait à Brown que l'idée d'*inflammation par défaut de stimulus* impliquât contradiction. Il évita d'entrer dans aucun détail d'explication pathologique ; il dédaigna de se rendre compte à lui-même du comment ; et, caressant l'idée que les affections locales dépendaient de l'état général, il prétendit que, l'organisme se trouvant en défaut de stimulus, l'inflammation qui survenait dans cette circonstance était produite et entretenue par le même défaut, qu'enfin elle devait être curable sans aucune restriction par les mêmes moyens excitans qui sont propres à ranimer le stimulus. Il eut cependant lieu de remarquer que « inflammationis astenicæ causa « est sanguis quoque in inflammatis vasculis similes « ac in phlogistica effectus trahens.. ea distendens et « propria cujusvis inflammationis excitans ». Il vit bien que « inflammatio gutturis, quæ in putridam, « ut aiunt, desinit, primis diebus a cynanche ton- « sillari specie parum distat ». Mais il importait peu au médecin écossais que les symptômes et les changemens de la partie enflammée exprimassent plutôt excès que défaut de stimulus, aussi déclara-t-il sans réserve asthénique par défaut ; et curable par les stimulans, toute inflammation qui survenait à un individu qui se trouvait dans une diathèse asthénique.

Dans le traitement de l'inflammation qu'il supposait *asthénique*, il ne s'arrêtait pas à cette prudente
économie de moyens anti-phlogistiques que con-
seillaient précisément les anciens dans certains momens périlleux d'inflammation dite *maligne*, sans
s'en laisser imposer par l'état de dépression du système nerveux, ainsi que des viscères, qui ne participait pas à l'inflammation. Sa thérapeutique n'admettait pas de modification. La méthode curative
dans les maladies par excitation devait être ou
excitante ou débilitante. Une partie affectée dyna-
miquement devait être à l'unisson avec le reste de
l'organisme, parce que dépendant d'une propriété
générale, elle devait être indivisible. Enfin, les dispositions générales étant asthéniques, l'inflammation devait être traitée par les excitans; cette théorie n'aurait pas produit autant de mal, si Brown
s'était contenté de penser que l'inflammation était
entretenue par un défaut de stimulus, seulement
quand elle avait lieu chez des sujets dont l'organisme était généralement appauvri; mais comme la
faiblesse physiologique, ou la diminution des forces
naturelles suffisait à Brown, pour établir une méthode de traitement excitante; comme l'excès
même du stimulus arrivé à un certain degré épui-
sant trop l'excitabilité créait la faiblesse indirecte; comme une inflammation, même chez un
sujet robuste, pourvu qu'elle ait été d'une longue
durée, changeait de genre en transformant par
épuisement la diathèse sthénique en asthénique;
comme d'après les causes débilitantes qui l'avaient

précédée, il était de règle de déclarer la maladie asthénique quels qu'aient pu être les caractères qui l'accompagnaient, que finalement la dégénérescence facile de l'inflammation à la gangrène faisait qu'elle était considérée au fond, dès son principe, comme étant de nature asthénique par faiblesse directe ou indirecte, il résulte que, d'après la classification brownienne, les inflammations véritablement entretenues par un excès de stimulus, et pour lesquelles les évacuations sanguines auraient pu être avantageuses, se réduisaient à un très-petit nombre, tandis qu'au contraire la série de celles qui, selon lui, étaient curables par les stimulans, était immense. Telle fut la doctrine que Brown proclama, et dont successivement nous examinerons les motifs pathologiques, ainsi que les faits les plus connus qui pouvaient lui être mis en opposition.

§ 22. A la même époque où Brown proclamait et soutenait sa doctrine à Édimbourg, plusieurs savans, beaucoup plus versés que lui dans la pratique de l'art, ne manquèrent pas de désigner dans leurs ouvrages les graves exceptions à faire à la doctrine du réformateur, ainsi que pour le traitement exclusivement excitant de l'inflammation *maligne* ou *asthénique.* Déjà Cullen, dans ses élémens de médecine pratique publiés à Édimbourg en 1783, postérieurement à la publication des élémens de Brown, et aux interprétations de Robert-Jones [1], Cullen

___

[1] Cullen publia ses élémens en 1783. Brown publia les siens

dis-je, quoiqu'il se soit montré étranger à l'usage de la saignée et des purgatifs dans le traitement de l'angine maligne (tout en recommandant, notez bien, l'usage des émétiques), déclarait cependant au § 317 que les purgatifs ou la saignée pouvaient être aussi mis en usage dans cette maladie, où *les symptômes inflammatoires sont très-manifestes :* ce qui voulait dire que, lorsqu'il existait une inflammation malgré la malignité de l'asthénie de Brown, ainsi que la dépression des forces universelles déterminée par un excès de stimulus local, il convenait, pour la traiter et prévenir son passage à la gangrène, de mettre en usage les moyens anti-phlogistiques. J. Hunter, dans l'introduction de son traité sur les maladies vénériennes, publié en 1786 [1], après avoir exposé ses idées, quoique mystérieuses, mais susceptibles de quelque interprétation, sur la nature de l'inflammation, après avoir déclaré que dans l'inflammation gangreneuse, *s'il existe une diminution des forces vitales, il existe aussi une augmentation d'action dans la partie enflammée,* il déclara pernicieuse cette pratique ordinaire du traitement de l'inflammation qui, n'ayant égard qu'à la faiblesse générale, et tenant peu compte de l'accroissement d'action des vaisseaux, n'avait recours qu'à des remèdes excitans, alexipharmaques ou échauffans, administrés intérieurement ou ap-

---

avant 1781, puisque Jones adressa à Brown même, en 1781, ses recherches, comme on le voit par la dédicace qu'il lui en fit.

[1] Voyez sa dédicace au chevalier Baked.

pliqués extérieurement. « La chaleur, disait-il clai-
« rement, augmente toujours l'action, et les remèdes
« stimulans ne conviennent jamais où l'action est
« déjà par elle-même trop violente » [1]. Erasme
Darwin essaya presque d'imiter à sa manière la
combinaison d'élémens opposés indiquée par Hunter dans la théorie de l'inflammation maligne, attendu que dans la fièvre et dans l'inflammation *sensitive inirritative*, appelée ainsi par lui (expression
qui indiquait suffisamment les fièvres et inflammations malignes ou nerveuses), il prétendait qu'il
existait une *augmentation de la puissance sensitive en même temps qu'une diminution de celle
irritative*, manière de s'exprimer, de laquelle on
pourrait conclure, si plus loin il ne l'avait pas
déclaré, « que cette sorte de fièvre maligne inirrita-
« tive est souvent accompagnée d'inflammation locale ». Ce qui justement semble établir un contraste frappant entre l'organisme constitué à l'état
de soustraction de stimulus et l'augmentation de
sensation et de mouvement dans la partie enflammée. Cet ingénieux, mais souvent obscur, pathologiste l'avait déjà bien déclaré dans la trente-troisième
section de sa zoonomie, lorsqu'en parlant des mouvemens qui constituent l'inflammation, il soutient qu'ils
sont les mêmes, soit qu'ils proviennent d'un stimulus excessif, de blessures, de matières acrimo-
nieuses, d'augmentation douloureuse des stimulus
ordinaires, mais jamais de cette douleur qui est le

---

[1] Traité des maladies vénériennes.

résultat d'un défaut de stimulus. Ainsi le processus inflammatoire devait être le produit de ces sensations, qui sont les conséquences d'un excès et non de celles qui proviennent du défaut d'action. Description très-imparfaite des faits et dépourvue de tout ce que l'étude de la réaction vitale a pu mettre sous les yeux des praticiens, et en vertu de laquelle, par suite de fortes sensations douloureuses et d'un manque subit de stimulus, peut naître une inflammation plus vive; néanmoins les expressions de Darwin sont suffisantes pour démontrer qu'au milieu de cet état de *non irritation* ou d'action languissante de l'organisme général par laquelle il indiquait l'asthénie de Brown, il ne s'éloignait pas de l'idée d'un excès d'action sensitive dans la partie enflammée.

§ 23. Il serait trop long et même inutile de parcourir la série des écrivains qui démontrèrent l'impossibilité d'admettre ou de comprendre la contradiction renfermée dans l'idée pathologique de Brown sur l'asthénie inflammatoire produite par une augmentation de mouvement et entretenue par un défaut de stimulus. Il serait superflu de faire l'histoire des ouvrages de médecine pratique ou de pathologie, dans lesquels une pareille maxime reçut de nombreuses exceptions, et fut contredite par les faits et par l'usage avantageux des anti-phlogistiques et de la saignée dans beaucoup d'inflammations déclarées par Brown être hyposthéniques; il nous suffira de citer quelques noms ou quelques ouvrages; l'illustre Pinel.

en démontrant dans la Nosographie philosophique les complications de l'inflammation véritable, avec un état général d'adynamie, ou la fièvre nerveuse pour laquelle la saignée est avantageuse, avoua dans les expressions qui lui sont propres, les maximes que nous soutenons, c'est-à-dire que l'inflammation en quelquelieu , et dans quelques circonstances qu'elle se présente est toujours le produit d'un excès de stimulus , au moins dans les parties qui en sont affectées. Richerand considéra celle qu'il appelle *inflammation nécessairement* gangreneuse, comme étant caractérisée par la coexistence de l'adynamie ou atonie générale, avec une augmentation d'excitation dans la partie affectée. Latrobe, dans sa critique sur les élémens de Brown publiée à Jéna, pensa faire ressortir la réfutation de ce principe par la seule définition brownienne de l'une et l'autre inflammations. Immerman et Eisfeld , dans leurs recherches sur le typhus et sur les fièvres malignes, présentèrent des observations qui démontraient positivement la nature phlogistique des congestions sanguines dans les différens viscères , et principalement celle des méninges dans la fièvre nerveuse, la nécessité de les traiter aux moyens des déplétions, ainsi que le danger, que le masque nerveux, malin et asthénique pouvait produire dans le traitement de semblables affections. L'idée d'inflammation par défaut de stimulus ne convint pas davantage à l'illustre Semantini de Naples ; et, quoique le célèbre Borelli ait exposé une longue série de propositions physiologiques et pathologiques dans le sens

du système de Brown, il ne put pourtant pas s'empêcher d'indiquer ingénieusement comment un engorgement sanguin provenant de l'atonie d'une partie ou
de l'asthénie des vaisseaux ou des membranes, devait devenir son propre remède, dissiper la maladie ou en produire une opposée aussitôt qu'il existait une distension qui faisait naître le stimulus et
produisait l'inflammation. Dans l'Italie supérieure,
Brown eut beaucoup d'antagonistes qui émirent
différentes opinions contre sa pathologie et sa pratique; mais ce fut particulièrement l'inflammation
asthénique que l'on combattit à l'aide du raisonnement et de l'observation. Les faits précieux rapportés
par un des meilleurs praticiens de la Lombardie,
le docteur Sébastiano Céra, étaient en opposition
avec la doctrine de Brown, puisque, dans son mémoire sur la fièvre d'hôpital, il chercha à prouver
que les engorgemens et les inflammations survenus
dans l'état même le plus avancé de la fièvre nerveuse avaient été combattus victorieusement par
lui, au moyen de la méthode anti-phlogistique.
Gemello Villa opposa encore à ce point de doctrine
les douleurs de côté, ainsi que les pleurésies, qui
se développent dans le cours du typhus le plus grave,
avec tous les caractères de la diathèse phlogistique,
et qui sont avantageusement traitées par les saignées
répétées. Le même écrivain va jusqu'à lui opposer
encore l'hydrothorax résultant de l'inflammation du
poumon et de la plèvre, que Brown considère comme
étant asthénique, par la seule raison que ce n'est
que sur la fin de la maladie qu'il se forme, et qu'alors

selon lui la diathèse phlogistique a déjà fait place à la faiblesse indirecte ; quoique nous sachions par les observations de Stoll que ce grand praticien traitait de semblables hydrothorax, au moyen de la saignée et des évacuans ; démontrant ainsi que l'inflammation, tant qu'elle existe, ne peut appartenir qu'à une seule diathèse. Dans les remarques contre la doctrine de Brown, qui parurent sous le nom de Jacob Sacchi, il y est démontré, d'après les observations anciennes et modernes, que dans la goutte que Brown a déclarée être éminemment asthénique, et devoir toujours être traitée par l'opium et le vin, que la phlogose articulaire violente, ainsi que les affections de la plèvre, du poumon, des méninges qui surviennent quelquefois, et qui ont été si exactement décrites par l'illustre Musgrave, avaient toujours été traitées et heureusement guéries par l'emploi de la saignée. Le célèbre Vacca Berlinghieri, dont le nom devient de plus en plus cher à la Toscane ainsi qu'à toute l'Italie, releva également, de sa pratique ordinaire, une foule d'objections contre la doctrine de Brown ; et, en parlant précisément de la goutte considérée par le médecin écossais comme étant une phlogose asthénique, il démontra, au moyen de sa propre expérience, ainsi que de celle des anciens praticiens, qu'elle cède assez souvent, ou du moins se mitige par l'effet d'un régime modéré anti-phlogistique ainsi que par l'usage d'une nourriture légère et végétale. Mais celui qui, parmi les médecins italiens, soumit la doctrine de Brown à l'analyse la plus rigoureuse, qui, par le raisonnement et les faits, combattit avec le plus d'avantage les maximes relatives à l'inflammation, fut le célèbre professeur Canaveri de l'université de Turin, dans son ouvrage, *Analyse et réfutation des élémens de Brown*, imprimé en 1804. Si dans l'inflammation prétendue asthénique, précisément par défaut de stimulus, selon la théorie de Brown, ou par la grande laxité ou atonie de quelques parties que ce soit, le sang s'y accumule en plus grande quantité. « Cette partie, observe Canaveri, ne devra ressentir « ni pulsation ni chaleur plus grande que celle que « ressentent les autres parties du corps, parce que, « l'atonie ou la laxité de ses vaisseaux étant plus « grande, il existe une cause positive qui peut favo- « riser leur réplétion sanguine, tandis qu'il n'en « existe aucune pour y déterminer la pulsation ni « l'inflammation. D'où peut donc provenir, si ce « n'est du stimulus déterminé et augmenté, que le « sang » *phenomena cujusvis inflammationis propria ibi excitet ?* Et pourquoi, poursuit l'adroit critique de Turin, Brown a-t il ailleurs expliqué les causes de la pâleur de la peau dans les affections asthéniques, en les faisant dériver de l'atonie du système qui empêche le sang d'arriver en aussi grande quantité, et qu'il soit lancé avec assez de force dans les vaisseaux capillaires de sa surface ? Pourquoi l'atonie et la plus grande laxité ne sont-ils point cause d'engorgement ; et pourquoi, dans toutes les affections asthéniques, la peau n'est-elle pas constamment enflammée ? On est donc forcé d'avouer que l'inflammation ne se réveille jamais sans une augmentation de stimulus; qu'enfin l'inflammation, dite asthénique, ne diffère en aucune manière de la sthénique, si ce n'est par son degré; et que son traitement doit être réglé en raison composée de la force de l'inflammation locale, et de la faiblesse de l'organisme.

§ 24. Telle fut la sévérité du jugement auquel fut soumise l'inflammation asthénique de Brown, et d'après lequel elle fut rejetée par un certain nombre de médecins; cependant jusqu'à notre époque toutes ces contestations n'enlevèrent pas un très-grand nombre de partisans à la doctrine séduisante du Réformateur écossais. S'il n'en eut pas beaucoup en Angleterre, la doctrine de Cullen, quoiqu'appuyée dans beaucoup de ses parties par l'observation, n'en trouva pas davantage auprès des savans de cette contrée; et l'on doit croire qu'aucune science pathologique n'en retrouvera jamais beaucoup dans un pays, où les observations détachées, les faits extraordinaires, les guérisons isolées sans aucune déduction qui puisse les réunir et les comparer, ont tenu lieu, jusque aujourd'hui, de doctrine. Si la médecine de Brown n'eut pas beaucoup de partisans en France, c'est que cette nation active et entreprenante, autant dans les recherches chimiques et les tentatives chirurgicales, que dans les autres branches importantes des sciences physiques, est au contraire toute disposée, pour ce qui tient à la médecine interne, à respecter les mouvemens de la nature, à en attendre les ressources spontanées, et à se borner aux moyens de la thérapeutique expectatrice. En Allemagne, où la médecine fut pendant long-temps peut-être beaucoup plus active qu'elle n'aurait dû l'être, Brown eut un assez grand nombre de chauds partisans dont les ouvrages contribuèrent beaucoup à répandre et à accréditer sa doctrine chez les autres nations. En Italie, ou au moins dans sa partie occidentale, le choc des opinions augmenta le nombre de ses sectateurs, ce qui depuis quelques années a peut-être fait naître dans cette partie une espèce d'opposition. La simplicité des principes, la facilité de les apprendre séduisit beaucoup de personnes, les détourna de l'examen sévère, de l'analise des faits, et de la laborieuse méditation d'une profonde pathologie. La division de l'inflammation en sthénique et asthénique fut adoptée presque comme règle. Elle fut répétée dans les livres, dans les leçons, dans les prospectus nosographiques, dans les tableaux des hôpitaux, et une espèce de tradition vint alors tenir lieu d'examen. L'erreur s'enracina à un tel point, qu'elle s'empara même des esprits qui jusque-là avaient été les plus rétifs aux préceptes du médecin écossais ; et c'est précisément peut-être ceux qui appartiennent à une conquête plus récente, qui aujourd'hui sont les plus réfractaires aux effets de la lumière qui doit dissiper les ténèbres browniennes. Un grand nombre de victimes de la méthode excitante, par laquelle les prétendues inflammations asthéniques furent traitées, ont été attribuées sans examen, et par une espèce d'idolâtrie à l'insuffisance de la méthode ; et beaucoup de guérisons dues aux remèdes contre-stimulaus, furent également attribuées à la méthode excitante supposée, parce que la vertu excitante accordée à beaucoup de remèdes que l'on reconnaît aujourd'hui être doués d'action opposée, contribuait à perpétuer l'erreur, de cette manière la supposition d'inflammation asthénique confirmait les erremens de lamatière médicale, comme les inexactitudes de celle-ci perpétuaient l'obscurité de la pathologie. C'est ainsi que l'empirisme n'ayant aucune connexion dans ses parties peut seul jouir du droit de supporter des changemens isolés dans quelques-unes d'elles ; tandis que, dans les arts et toutes les opérations humaines qui ont un motif et une doctrine, les les principes sont tellement liés entre eux, que du changement de quelques-uns, doit nécessairement résulter le renversement de toute la doctrine ou de la science.

CHAPITRE V.

Malgré l'opinion contraire des auteurs classiques, la maxime de Brown relative à l'inflammation asthénique, dans le sens d'une diminution de stimulus, se soutint encore long-temps dans une faveur presque générale. Motifs qui me mirent dans le cas de démontrer l'insuffisance de cette maxime.

§ 25. TANDIS que l'*inflammation asthénique* de Brown, qui, d'après le dire de ce réformateur, ne devait être traitée sans aucune exception que par la méthode excitante, était admise presque généralement, au moins en Italie et en Allemagne; et que l'on condamnait à être soumis à une méthode stimulante quiconque était atteint du typhus encéphalite, d'angine, ou de pneumonite maligne, etc.; tandis que l'idée d'asthénie, ainsi que l'indication curative qui lui est relative, s'appliquait également à toutes les phlegmasies des viscères, des glandes, où des membranes, et que l'on traitait la dyssenterie, la phthisie, la péritonite lente et la goutte, par l'éther, l'opium, l'ammoniaque et le vin généreux; le génie de Rasori préparait à la pathologie et à la thérapeutique des changemens aussi grands qu'inattendus. Pendant l'épidémie des fièvres pétéchiales, qui se montrèrent à Gênes en 1800, il eut de fréquentes occasions de reconnaître, au moyen de comparaisons et d'une sévère induction, les mauvais effets de la médication ordinaire. Il put se convaincre et démontrer que ces fièvres, malgré la

malignité dont elles étaient revêtues, et malgré la
prostration du système nerveux et des forces physiologiques, étaient d'une telle nature, que le traitement stimulant les aggravait, et qu'elles ne pouvaient
être domptées, ou du moins rendues supportables,
que par la méthode anti-phlogistique. Il remarqua,
que les phlegmasies qui se développent dans le cours
de certaines fièvres, quoique jugées malignes, ou
asthéniques par les médecins browniens, et malgré
les phénomènes nerveux qui les accompagnent, n'é-
taient avantageusement traitées que par la méthode
anti-phlogistique, applicable à toutes les autres inflammations. Il reconnut et vérifia l'action déprimante, anti-phlogistique ou contre-stimulante, qui
avait déjà été prévue, et que possèdent une foule de
remèdes à qui, jusqu'à une certaine époque, on
attribuait une propriété stimulante. Il continua ensuite à traiter, dans deux grands hôpitaux de Milan,
et dans sa pratique privée, par la méthode anti-phlogistique ou contre-stimulante, les inflammations
non-seulement aiguës, qui avaient été jugées jusqu'à cette époque comme étant malignes, mais
encore les chroniques ou anciennes, qui avaient été
qualifiées d'asthéniques, par faiblesse indirecte ;
quoiqu'elles fussent compliquées d'une très-grande
diminution de la nutrition, et des forces naturelles.
En outre l'action contre-stimulante de beaucoup de
remèdes, ayant été confirmée par la guérison d'un
grand nombre de maladies, qui réclament tout
autre moyen que la méthode stimulante et corroborante, lui donna lieu de reconnaître la diathèse phlo-

gistique dans beaucoup de cas où, mal à propos, on ne la présumait asthénique que par ignorance des propriétés réelles des remèdes qui réussissaient à les guérir.

§ 26. Mais, quoique les résultats de l'observation et du traitement qui avait été suivi à Gênes, ainsi que les succès obtenus à Milan, aient été publiés; et quoique les nouvelles maximes, après un mûr examen, aient été adoptées par un assez grand nombre de médecins de la Lombardie, et appliquées, principalement à Parme, aux traitemens des maladies, les idées de Brown sur la faiblesse indirecte de l'asthénie inflammatoire ne furent pas pour cela abandonnées par la multitude. L'action contre-stimulante de beaucoup de remèdes tarda à être reconnue; elle ne le fut même que d'un petit nombre, peut-être aujourd'hui, ne l'est-elle de personne, si ce n'est par le fait des applications qui en sont faites aux traitemens des maladies, tout en repoussant l'idée de leurs propriétés réelles par diverses subtilités dignes de la chicane; mais ce qui est le plus remarquable, c'est que beaucoup de savans praticiens, tout en reconnaissant l'action dépressive de certaines substances, n'abandonnèrent cependant pas l'idée brownienne de la phlogoso nerveuse, dans le sens asthénique, et curable par les stimulans. Les déclarations solennelles de Sydenham et de Dehaen contre la prétendue malignité de certaines fièvres, inflammations ou affections exanthématiques, relativement à leur traitement par les remèdes excitans ou alexipharmaques, les dé-

5

sordres produits par ce genre de traitement, d'après la confession même de ces grands praticiens, et les avantages obtenus au contraire par l'emploi des anti-phlogistiques ; les phlegmasies des viscères, produites par les efforts sympatiques de la goutte la plus chronique, traitées par Musgrave et par tous les praticiens par la saignée et les purgatifs, ainsi que sont traitées les affections inflammatoires les plus récentes et les plus pures ; les belles observations et réflexions de Hunter sur le danger de traiter par les stimulans les inflammations malignes ; la méthode anti-phlogistique, recommandée par Borsieri et par Stoll dans le cas d'inflammations qui surviennent dans les fièvres, qui portent les caractères les plus manifestes de la prétendue asthénie, ainsi que dans la fièvre lente nerveuse ; les observations de Céra, de Wienhold et de Frank ; les oppositions de Borelli à l'idée contradictoire d'inflammation asthénique ; celle de Villa, de Sacchi et de Berlinghieri, relativement au traitement brownien de la goutte, pratiqué, sans exception, par la méthode excitante ; et enfin les profondes et victorieuses oppositions de l'illustre Canavéri sur l'étiologie brownienne de la prétendue inflammation asthénique, furent ou inconnus ou oubliés. C'est pourquoi il serait bien avantageux pour les progrès véritables de l'art et pour l'humanité qu'il existât, et que les médecins méditassent un relevé chronologique de toutes les déclarations importantes et des propositions faites par divers écrivains, appuyées de l'observation, de l'expérience et d'une induction sévère des faits; qu'elles puissent être lues dans toute leur pureté, sans qu'il puisse y être introduit aucune modification, jusqu'à ce que, par un assez grand nombre de faits suffisamment discutés, il soit impossible au caprice de venir en démontrer l'insuffisance. Qu'enfin il ne soit permis d'apporter de modifications, ou de produire des exceptions à un pareil code, qu'à des hommes consommés dans la pratique de l'art, et dans l'observation éclairée par une saine philosophie, et capables enfin de comparer les faits anciens et les anciennes propositions dans les relations diverses d'un langage différent; c'est alors que l'on ne verrait plus l'observation ni la médecine des anciens invoquées par des hommes qui les connaissent si mal. Personne alors n'oserait plus proposer d'objections déjà faites ou réfutées depuis plusieurs siècles.

§ 27. D'une autre part la différence des langues dont se servirent les anciens dans leurs inductions et dans l'exposition des maximes que l'observation avait pu leur suggérer; la méthode curative, nécessairement mixte qu'ils durent employer dans beaucoup de cas à cause de la valeur, qu'à certaines époques on accordait principalement aux symptômes, par le défaut d'idées sur la diathèse, ou le fond de la maladie, ce qui ne pouvait être que le fruit de l'application d'une saine philosophie; la connaissance imparfaite de la manière d'agir de beaucoup de remèdes, et surtout de quelques-uns dont on reconnut l'utilité dans le traitement des inflammations dites malignes, durent donner lieu à beaucoup d'incertitudes, et fournir matière à quelques-uns, pour invoquer une partie des anciennes observations appuyées dès principes de Brown. L'idée d'un défaut de stimulus et de faiblesse pathologique était trop facile à se confondre avec celle de la faiblesse physiologique, et avait trop de rapport avec l'effet primitif de certaines puissances morbides; celle de la prostration où l'épuisement de la force vitale se rapportait trop bien avec certaines vicissitudes de l'état de santé, et avait trop de rapport avec l'abattement que nous observons pendant le cours des fièvres ou des inflamations, quand le système nerveux est profondément affecté par le processus phlogistique; elle était trop bien justifiée par le passage facile de certaines inflammations à la gangrène, par la nécessité où nous nous trouvons quelquefois de suspendre la méthode anti-phlogistique et déprimante dans le cas d'une inflammation locale, par le défaut de réaction de l'organisme, pour soutenir les déplétions et les moyens contre-stimulans, que l'analyse et une profonde observation nous ont démontrées devoir être utiles sur les parties affectées. C'eût été trop prétendre que les axiomes de Brown recommandés par la connexion la plus philosophique et la plus sévère, quoique manquant dans quelques-unes de leurs parties de l'appui des faits, aient pu si facilement être effacés de l'esprit de ceux qui les avaient accueillis. Les observations opposées, quoique déduites des expériences anciennes et modernes, bien qu'elles soient soutenues par une induction beaucoup plus lumineuse d'après les nouvelles découvertes, ne pouvaient pas si vite balancer les impressions de l'opinion. Il ne suffisait pas de soutenir que la diathèse, le fond ou le processus nerveux, provenait de l'action du stimulus dans les neuf dixièmes des cas, où selon la doctrine de Brown, elle était considérée comme asthénique, ou curable par la méthode stimulante. Ce n'était point assez de déclarer que la phlogose dans quelques circonstances qu'elle ait lieu, quelque soit l'appareil des symptômes qui l'accompagnent, ou quelle que soit son issue, est soujours un processus de stimulus, et exige toujours par cela même l'emploi de la méthode anti-philogistique. Il était nécessaire de démontrer et de prouver en rapprochant les faits qui semblent opposés, et en recherchant le véritable esprit des inductions pratiques, qui pouvaient ne différer que par la diversité de langage, que la cause immédiate et l'essence de l'inflammation, ne devaient être et n'étaient réellement qu'une seule et même chose ; il fallait conduire les pathologistes et les praticiens au moyen d'une série de réflexions de faits et d'exceptions (déduites précisément de l'observation des faits), à se pénétrer et à comprendre comment les causes débilitantes qui ont donné lieu à l'inflammation, comment la faiblesse même, ou l'atonie d'une partie, qui dans toute supposition possible l'auraient disposée à se charger d'un excès de fluides, ne peuvent pas pour cela détruire l'idée, que l'acte même de l'inflammation est une opération pathologique *indépen-*

dante, et un *processus de stimulus*. Il fallait enfin démontrer par les faits, comment ce processus de stimulus pouvait s'isoler au milieu d'une faiblesse pathologique générale; comment la faiblesse physiologique ne devait être qu'un bien faible argument, propre à faire déclarer qu'une phlogose était asthénique; enfin comment la dégénéressence gangreneuse rapide qui succède à une inflammation n'était qu'un fait postérieur et différent, qui ne pouvait fournir aucune exception au genre phlogistique du processus, tant qu'il existe, et avec lequel cette terminaison n'a aucun rapport. C'est ce que j'ai tâché de prouver autant qu'il m'a été possible, en 1805, dans la seconde partie de mes recherches sur la fièvre d'Amérique, et ce qu'aujourd'hui je tâcherai de faire avec beaucoup plus d'extension, à l'aide de faits et d'inductions ultérieurs ; le principal motif de cet ouvrage étant de démontrer par quelle suite d'observations et de raisonnemens j'ai été forcé d'abandonner les maximes de Brown et d'admettre l'étiologie de la phlogose que j'ai déjà indiquée.

§ 28. Les inflammations chroniques et la méthode des traitemens qui leur est avantageuse furent les premiers motifs qui me firent suspecter la doctrine et la classification de Brown. Ces phlogoses lentes qui, à l'exemple de celles des membranes articulaires dans la rhumatalgie, celle des yeux dans l'ophtalmie lente, ainsi que celle des glandes dans les affections d'origines différentes, telles que celles des testicules dans l'orchite chronique, des poumons dans la phthisie ; étaient presque toujours, pour les browniens, le type de l'inflammation asthénique ; autant parce que la longueur de ces maladies faisait supposer l'épuisement de de l'incitabilité, que parce que, se formant chez des individus d'une faible constitution, elles étaient accompagnées pendant tout leur cours, de faiblesse générale. Mais quel droit pouvait nous donner cette marche chronique, pour croire que le processus inflammatoire soit différent dans ce cas, qu'il ne l'est dans son état d'acuité, si les produits et les résultats de l'un et de l'autre processus sont toujours les mêmes, et si les symptômes, à l'exception de leur force et de leur violence, se ressemblent ? N'est-ce pas le plus souvent, comme l'a remarqué le célèbre Bichat, par le mode particulier d'organisation, ou la texture d'une partie, que l'inflammation qui s'y forme est plutôt chronique qu'aiguë, qu'elle se désorganise d'une manière plus ou moins rapide ? Quelle différence n'y a-t-il pas entre la marche très-lente de l'ostéotite, et la désorganisation rapide que produit l'inflammation dans les viscères parenchymateux, dont la texture lâche se compose de beaucoup de vaisseaux et d'une grande quantité de tissu cellulaire ? L'ostéotite a aussi ses degrés de chronicité et d'acuité, quoique la marche de sa plus grande acuité dure un espace de temps aussi long que celle des affections les plus chroniques des parties molles ou des viscères. D'une autre part, quels sont les remèdes qui ont été reconnus utiles et dont tous les praticiens se sont servis dans de semblables inflammations chroniques ? n'est-ce pas les résolutifs, les apéritifs ainsi dénommés, comme l'aconite, le muriate de baryte, les antimoniaux, dont aujourd'hui on connaît suffisamment la valeur et surtout celle des purgatifs et des drastiques, qui dans le sens de Brown étaient aussi considérés comme remèdes déprimans. Aucune orchite lente, ni ophtalmie chronique n'ont jamais été plus avantageusement guéries que par l'usage des émétiques et des drastiques; et l'on ne vit jamais le vin ni l'opium être utiles dans la métrite chronique ou dans la phthisie; il n'est aucun praticien qui, dans les phlégmasies des glandes ou de la peau, ne prescrive un régime tempérant, l'abstinence des liqueurs alcooliques et du vin, ainsi que l'usage des boissons résolutives ou anti-phlogistiques.

§ 29. En second lieu, réfléchissant, sur ce que j'ai déjà observé dans le principe, que le processus naturel de la conception, ainsi que le développement de l'utérus dans l'état de grossesse était un véritable processus phlogistique, comme les observations de Ruisch, de Hervey, de Hunter et d'Onofrio Scasso l'avaient confirmé; tandis que je récapitulais tout ce qui est relatif au processus inflammatoire, il m'arriva plusieurs fois d'assister à l'ouverture de femmes mortes à différentes époques de la gestation, dont quelques-unes assez faibles et de chétive constitution étaient consommées par tous les genres de privation, ainsi que par des affections morales, chez lesquelles j'observai le processus phlogistique naturel de l'uté-

rus présentant une turgescence et une végétation
extraordinaire de la partie, ainsi qu'une vie séparée et presque distincte de l'habitus et de l'état
de pauvreté des autres parties du corps; c'est alors
qu'il me fut impossible de rester indifférent à la
vue de ces aberrations, dont la remarque devenait
si utile à mes recherches sur la nature de la phlogose. Je comparais cet état à celui d'un œil qui
s'enflamme chez un individu très-faible , dans
l'état de caducité et qui, malgré la dépression des
forces générales et de l'émaciation de toutes les
parties, présente cependant les phénomènes de
l'inflammation la plus aiguë, et réclame un traitement anti-phlogistique, quoique l'ensemble de l'organisme semble s'y opposer. Je me souviendrai toujours d'une de mes domestiques qui mourut d'une
consomption lente, caractérisée par une petite
fièvre continue, un amaigrissement progressif, la
sécheresse de la peau, sans aucun symptôme d'affection pulmonaire, ressentant seulement de temps à
autre des élancemens douloureux dans l'abdomen ,
où, par l'exploration, on retrouva des duretés irré-
gulières. Cette femme était devenue d'une maigreur
cadavérique quelques mois avant sa mort, et on
pourrait difficilement se figurer un corps plus exténué, plus pâle et plus privé de forces que ne l'étoit
celui-ci. La doctrine de Brown était alors en faveur,
et la malade avait été traitée par une foule de remèdes pris dans la classe des excitans, quoiqu'ils
aient été mélangés avec d'autres, auxquels aujour-
d'hui on attribue des propriétés différentes. Toutes

les parties de son cadavre étoient réduites au plus haut dégré de l'exténuation, de la pâleur et de l'émaciation : le mesentère d'un volume extraordinaire présentait dans ses rapports avec les intestins les adhérences, la rougeur et l'injection de l'inflammation la plus vive; le péritoine rougeâtre, ainsi qu'on le retrouve ordinairement dans les inflammations plus récentes participait, à ce processus. Nous observâmes, il y a quelques années, dans notre clinique, le cas d'une femme morte d'une ascite, dont la faiblesse extrême des forces, ainsi que celle du pouls, nous avait empêché de pousser aussi loin que cela aurait pu être nécessaire, la méthode antiphlogistique; chez laquelle toute la surface des viscères du bas-ventre et du péritoine étoit aussi rouge et enflammée que dans les inflammations aiguës. Nous eûmes encoré lieu d'observer le même cas chez une femme morte par suite d'une tumeur de l'omentum; tout le reste du corps était pâle et dans l'état de relâchement, tandis que l'épiloon, augmenté de volume par une végétation inflammatoire, se distinguait de toutes les autres parties par les adhérences et les membranes de formation pathologique, rouges injectées, et tellement enflammées, que nous en restâmes tout surpris. Je citerai enfin le cas de l'hémoptoique Giri; qui, entièrement vide de sang, par suite de vomissemens aussi grands que fréquens, pâle comme la cire, et n'ayant depuis long-temps qu'un très-léger souffle de vie, chez lequel cependant le poumon, retrouvé vivement enflammé, confirmait ce que j'ai avancé dans le premier vo-

lume du Journal de la nouvelle doctrine , page 182.
Ainsi la phlogose, soit naturelle [1] ou morbide, par
tout où elle s'établit, est un processus indépendant
de la vigueur, plus ou moins grande du système;
elle détermine une augmentation de végétation dans
les parties où elle a lieu, malgré le dépérissement
des autres.

§ 30. J'ai vu, en troisième lieu, des cas assez fréquens de récidive de pleurésies sur des individus
d'une très-faible constitution, chez lesquels la première fois, il avait été indispensable de tirer une
telle quantité de sang, que l'on craignait qu'ils ne
pussent pas supporter une méthode impérieuse-
ment commandée par l'état de la maladie; cependant
lors des rechutes, l'inflammation était aussi grave
que la première fois, malgré les évacuations sanguines qui avaient eu lieu; ce qui rendait nécessaires de nouvelles déplétions, ainsi qu'un traitement purement anti-phlogistique, pour empêcher
la désorganisation des viscères. Je ne puis, à cette
occasion, me dispenser de rapporter le cas que j'ai
déjà cité dans un autre ouvrage; d'une femme qui,
à la suite d'un accouchement laborieux, après
avoir perdu une très - grande quantité de sang,
réduite à une pâleur extrême, et à la chute totale
des forces, qui, saisie par un courant d'air, et atta-
quée d'une pleurésie, eut tous les caractères d'une
inflammation tellement violente, que ses jours
furent menacés par des symptômes bien différens

[1] Il faut remarquer que l'auteur entend parler ici de la grossesse.

de ceux de la faiblesse pathologique; aussi ne put-
on la sauver que par des saignées répétées. J'ai
observé un cas analogue, chez un jeune homme,
mon compatriote, d'une assez faible constitution,
qui, à la suite d'une hématémèse et d'un méléna,
qui lui avaient fait rendre, dans l'espace de deux
jours, plus de 16 livres de sang, fut cependant
attaqué d'une inflammation du foie, accompagnée
d'un pouls tellement fort et développé, que l'on
dût le saigner plusieurs fois, et le mettre à l'usage
d'une copieuse boisson d'eau de tamarins, ou autres
liquides anti-phlogistiques, pour arrêter la maladie.
Ainsi en considérant les inflammations qui ont lieu,
même chez des sujets faibles, à la suite de blessures,
d'opérations chirurgicales et de chutes, ainsi que
la nécessité dans laquelle on est de les traiter par
une méthode déprimante, il nous reste une preuve
indubitable du caractère unique de l'inflammation
et de l'indépendance de ce processus, soit de la
faiblesse générale qui l'a précédée, ou de celle
qui l'accompagne [1].

[1] On doit lire à ce sujet ce qui a été écrit par l'illustre Thomson,
dans ses leçons sur l'inflammation (leçon troisième, état des
vaisseaux sanguins dans l'inflammation); où il démontre, par
une foule d'argumens, comment l'action des vaisseaux d'une
partie enflammée est bien supérieure à celle du cœur et des
vaisseaux des autres parties du corps; d'où il déduit que l'*inflammation* consiste en une action augmentée dans les vaisseaux
de la partie affectée. Telles sont aussi mes idées « sur les maladies procédant de la diffusion d'une augmentation partielle de
l'excitation », que j'ai exposées dans mon ouvrage sur la fièvre

§ 31. Le processus inflammatoire peut donc s'établir par l'effet de causes externes et mécaniques dans une des parties du corps, quoique les

d'Amérique ; ainsi que beaucoup d'autres qui ont servi, plus d'une fois, d'argument aux réflexions pathologico-pratiques de ma clinique, « relativement à l'influence des affections locales sur l'ensemble de l'organisme, en opposition aux maximes de Brown, relatives à l'influence de l'organisation sur l'état des parties ». Il résulte des faits exposés, ainsi que des idées auxquelles ils ont donné lieu, que c'est à tort que Brown a prétendu qu'une inflammation locale se modifiait sur l'état général, que sa nature était asthénique, défective, ou en défaut de stimulus, et curable seulement au moyen des remèdes irritans, par la seule raison que le système général était en défaut de stimulus. Mais comme la pathologie et la clinique philosophique doivent être constamment appuyées par les faits, que toutes les idées se lient entre elles, et que les unes deviennent conséquences ou préludes des autres, c'est ainsi, qu'appuyés par les mêmes faits et les mêmes principes, nous trouvons la réfutation de la maxime absurde, que l'action et l'effet des puissances stimulantes ou irritantes doivent être différens, en raison de l'état sthénique ou asthénique du système général. Les puissances stimulantes ou irritantes propres à enflammer ne peuvent agir que d'une seule manière, quelle que soit la condition du corps sur lequel elles exercent leur action. Si elles sont aptes à produire l'inflammation sur le corps en état de santé, elles produiront également une inflammation, plus ou moins forte, il est vrai, mais ce sera toujours une inflammation, qu'elle ait lieu dans un corps robuste ou faible, sthénique ou asthénique ; l'erreur sera toujours grave, quand on voudra définir la diathèse de l'inflammation (qui, considérée en elle-même, ne peut être qu'une), par l'état précédent du corps où elle s'est formée. Voyez, à ce sujet, ma lettre à l'illustre professeur De Matheis, *Opuscules scientifiques de Bologne*, volume premier, page 398, ainsi que ma lettre deuxième, volume 2, des mêmes *Opuscules*.

dispositions de l'organisme soient loin de se trouver en excès de stimulus, et ce n'est point une raison pour que l'inflammation grave ou légère soit d'une nature différente, ni que l'on ait à la traiter par d'autres moyens que par la méthode anti-phlogistique. Un œil s'enflamme par une violence externe chez une personne affaiblie, même au-dessous du degré moyen de l'état ordinaire du stimulus, cependant l'œil n'est pas moins enflammé, et ce n'est qu'avec peine qu'il supporte l'action de la chaleur ; il est très-susceptible à l'effet des remèdes stimulans, et réclame pour être guéri l'application de l'eau fraîche, des collyres acidulés, les sangsues, et fréquemment la saignée. Il en est de même d'une perte considérable de sang, occasionée par une grande blessure ou par d'autres ruptures accidentelles des vaisseaux ; quoiqu'elle mette la vie en danger par une aussi grande déperdition de son stimulus principal, elle n'imprime pourtant pas le caractère de l'asthénie aux inflammations qui surviennent accidentellement dans les viscères, puisque dans ce cas on a vu l'inflammation marcher comme à l'ordinaire, et exiger de nouvelles évacuations sanguines pour être guérie. Quand donc voit-on que l'inflammation est asthénique ? Quand la diathèse de l'organisme, influe-t-elle à lui donner ce caractère ? Et quand réclame-t-elle l'emploi des stimulans ? Ces considérations et ces faits, qui m'ont démontré jusqu'à l'évidence comment l'inflammation devait être un processus indépendant de l'état général, et possédait seul en soi la cause de l'excès de stimulus qui le constituait, m'ont conduit à considérer en quatrième lieu, et à expliquer avec avantage le fait très-important de la formation la plus violente de l'inflammation dans les parotites, par exemple, qui se développent même au milieu de cette hyposthénie, qui présente les caractères, et portent le nom de fièvre lente nerveuse de Huxham.

§ 32. Les premières réflexions que je fis sur ce fait pathologique, ainsi que sur la méthode curative employée avec avantage par les anciens praticiens, me furent suggérées dans l'hôpital de Parme, et dans le temps où la fièvre nerveuse était encore, à mes yeux, une maladie hyposthénique; il m'était alors bien difficile de comprendre la formation d'inflammation aussi grave, au milieu d'une si grande hyposthénie, ainsi que l'avantage ou plutôt la nécéssité de les traiter par la méthode anti-phlogistique : de ce fait, je devais être conduit à conclure, que l'inflammation s'engendre d'elle même, et se conserve hyposthénique, au milieu de la prostration générale des forces. De nouvelles lumières, conséquences d'observations plus étendues, et d'un plus grand nombre d'ouvertures de cadavres, me firent faire des progrès plus rapides vers la nouvelle doctrine, et me fournirent la conviction que la fièvre nerveuse, quand elle est vraiment continue, provient toujours d'une affection phlegmasique; pensant que ce n'était que très-rarement que nous rencontrions des cas ou une diathèse de contre-stimulus grave, sans fièvre et sans aucune inflammation , pouvait prendre l'aspect de lente nerveuse. Il semble aussi que, dans les fièvres nerveuses, les pétéchiales, ainsi que dans beaucoup de typhus, soit que (comme je l'ai observé en parlant spécialement de cette maladie) le processus phlogistique caché n'attaque immédiatement que la partie du système nerveux qui influe sur les mouvemens du cœur, ce qui peut rendre les fortes déplétions sanguines dangereuses, si elles sont faites avec la même hardiesse que dans la pleurésie; ou bien parce que la diathèse est moins puissante, qu'elle ne l'est dans beaucoup de maladies pétéchiales ou autres maladies semblables *à périodes nécessaires ;* qu'il est de fait que les malades ne supportent que difficilement les fortes déplétions, et qu'il faut dans de pareilles maladies , *serbar modo , et dar tempo :* comme l'a sagement exprimé l'illustre Rasori. Les anciens, en effet, observèrent la même prudence dans le traitement des fièvres dites nerveuses ou malignes; et quoique les meilleurs praticiens se soient attachés aux remèdes, qui pour la plupart étaient anti-phlogistiques, et aient repoussé comme pernicieuse la méthode échauffante; ils étaient cependant très-réservés sur l'emploi de la saignée; car, après l'avoir employée une ou deux fois au début de la maladie, ils ne se permettaient plus pour obtenir des déplétions ultérieures, que l'application de sangsues, quand dans les progrès de la maladie, quelques symptômes l'exigeaient. Mais au milieu de cet état de choses, que faisaient-ils, si une parotide s'enflammait ? s'il se développait dans quelques organes glanduleux, dans les amygdales ou ailleurs, une inflammation décidée ? ils avaient recours, sans hésiter, à l'usage de la saignée, ainsi qu'à tous les autres moyens de déplétions ou remèdes anti - phlogistiques ; cette conduite, commandée par l'expérience et justifiée par ses effets, démontre bien que l'idée pathologique si importante, que l'inflammation dans quelques circonstances qu'elle se forme, constitue un processus de génie toujours identique, et tellement uniforme, qu'il ne peut être traité que par la méthode anti-phlogistique, est aussi ancienne que peut l'être l'observation médicale.

§ 33. Chaque fois que je lis le traité de l'immortel Borsièri, sur la fièvre lente nerveuse de Huxham, et que je médite les paroles suivantes du § 83 : « neque sanguinis missionem, neque purgationem hic morbus perse postulat.... Et ubi plethora adsit et vitæ vires non omnino deficiant, et corporis habitus, ætas, anni tempus, et pulsuum magnitudo consentiant, incidi vena poterit, sed id ineunte solum morbo (notez bien) et parca manu fiat. Nam sæpe altera sanguinis missio, aut justo amplior prima vires dejicit etc. ». Combien de fois n'ai-je pas confronté avec celui-ci le § 308 où, en parlant des parotides, il s'exprime ainsi : Si anodyna et emollientia nihil proficiant, tumorque nimis increscat et vehementer doleat, et multo magis si etiam rubeat, sanguis illico mittatur , (et notez bien que l'époque de la maladie est déjà très-avancée, et que les parotides font exception à l'*ineunte* solum morbo incidi

rena poterit du paragraphe déjà cité); « Nec plethoræ
signa hic requiruntur ad sanguinis missionem quem-
admodum Galeno necessaria visa sunt, sed sufficit
partis affectæ magna tensio, irritatio, et spasmus.
Neque sanguinis missionem prohibent pulsuum par-
vitas, aut imbecillitas; nam sæpe, post paucas sanguinis uncias emissas, pulsus attollitur, elevatur,
et validiùs micat. Vires quippe oppressæ tunc potius
quàm exsolutæ et deficientes videntur ». Quand je
lis qu'une telle pratique a été couronnée par les plus
brillans succès, d'après le témoignage de Borsiéri
même, qui cite les praticiens les plus experts, tels
que Trallien, Rivière, Traversari, Lancisi, Pujati,
Azzoguidi, je suis forcé de répéter, et de me dire,
que cette pratique renferme entièrement l'esprit de
la doctrine moderne sur le typhus, et lève entièrement le masque de la phlogose nerveuse ou asthénique. L'inflammation ne serait donc curable par
la saignée, elle ne serait donc une maladie par
excès de stimulus, que quand elle serait externe,
ou qu'elle se manifesterait par les caractères propres,
selon la situation et la structure des parties? Serait-
elle une affection opposée, une maladie asthénique
curable par les stimulans, parce qu'elle occuperait
telle partie, le cerveau par exemple, quelques nerfs
importans, ou la moelle épinière; enfin parce que
ses phénomènes ne seraient pas bien manifestes? Est-
il raisonnable de le penser, et pourrait-on croire
qu'un processus morbide changerait de nature,
parce qu'il changerait de siége, que par la seule
variété des phénomènes de la partie affectée, le trai-

tement devrait être différent; qu'enfin les parotides nécessiteraient la saignée, et qu'au contraire il faudrait employer l'éther et le musc, quand ce serait les névrilèmes, ou des portions importantes internes du système nerveux qui seraient affectées d'inflammation? Il convient plutôt de déclarer qu'une pareille pathologie est mal affermie, que de supposer qu'il y ait des inflammations de diverses natures, qui puissent être soumises à une méthode de traitement différente, en raison de la différence des phénomènes et de l'aspect des parties qui en sont affectées; mais si ce n'est qu'une seule maladie, elle doit confesser le tort qu'elle a de recourir, sans exception, à la saignée dans le cas de parotide, après avoir traité la même affection, parce qu'elle était interne et moins visible, par la méthode stimulante. Et quand, par une de ces suppositions auxquelles tant de faits s'opposent, on voudrait reconnaître pour un instant la prétendue transmutation de la diathèse, de manière à ce qu'elle fût curable par une méthode de traitement opposée les premiers et les sept derniers jours, on pourrait bien convenir, d'après le dire de Brown et d'après certaines vicissitudes de l'incitation, qu'une maladie produite et entretenue, dès son principe, par un excès de stimulus, peut, par l'effet de l'épuisement, devenir asthénique; mais personne ne conviendra, et Brown lui-même ne le prétendrait pas, qu'une maladie asthénique dans son origine et telle pendant presque tout son cours, puisse devenir hypersthénique vers sa fin, et donner naissance à un processus de sti-

mulus excessif et curable par la saignée. Les parotides qui se développent sur la fin d'une fièvre
nerveuse devraient être asthéniques, si aucune inflammation pouvait jamais recevoir ce nom ; cependant le traitement anti-phlogistique d'une telle maladie, recommandé par l'expérience générale, et
un si grand nombre de succès, suffisent pour démontrer d'une manière positive la nullité de l'inflammation asthénique.

§ 34. Quant à vous, jeunesse estimable ; vous au-
rez lieu de vous convaincre par l'analyse que nous
entreprendrons de la fièvre continue et du typhus,
d'après les observations multipliées de l'anatomie
pathologique, que la fièvre continue est toujours
entretenue par un processus phlogistique, et que le
typhus n'est rien autre chose que le même processus
plus ou moins profond et répandu dans les méninges ou dans le système nerveux ; il ne vous sera
pas difficile de comprendre comment l'apparition
d'une parotide dans une fièvre nerveuse peut être
traitée par la saignée, puisque la même fièvre devait être traitée par la méthode anti-phlogistique,
quelques modifications que les circonstances aient
pu y apporter. Mais pour ceux qui considèrent les
fièvres nerveuses comme étant éminemment asthéniques ; pour ceux qui, avec Brown, admettent
l'inflammation asthénique, et qui surtout comptent
comme asthénique et curable par les stimulans,
l'inflammation qui se développe au milieu d'une
diathèse aussi asthénique, le fait de la parotide
n'admet aucune explication. Ou ils voudront accor-

der que la fièvre lente nerveuse est une maladie non seulement phlogistique, mais phlogistique dans le sens sthénique de Brown, c'est-à-dire qu'elle doit être traitée par la méthode déprimante, et alors ils porteront le coup le plus funeste à la doctrine de Brown, ils se trouveront en contradiction avec leur propre manière de médicamenter, ainsi qu'avec les maximes de ceux qui ignorent ou ne sont pas convaincus des vérités sur lesquelles est fondée la nouvelle doctrine; ou bien ils considéreront la fièvre nerveuse comme étant asthénique, et seront contraints d'avouer que l'inflammation des parotides présente un caractère morbide d'un genre différent que celui de la diathèse générale; ce qui signifie que l'inflammation est toujours un processus de stimulus, quel que soit le fond où elle s'établit. Je ne pense pas qu'aucun médecin de bonne foi veuille aujourd'hui déprécier les observations d'un si grand nombre d'anciens praticiens, en supposant que l'on puisse traiter les parotides qui se développent dans le cours du typhus, par une autre méthode que la médication anti-phlogistique; ce serait soutenir une chose contraire à l'expérience générale, et vouloir soumettre les faits à la théorie. Dans le temps du plus grand enthousiasme de la doctrine de Brown, on n'avait que trop oublié les bonnes observations; les parotides et les inflammations dites *par decubitus*, que l'abus des stimulans rendaitbeaucoup plus fréquentes qu'aujourd'hui, n'étaient souvent traitées qu'avec le plus funeste succès par la méthode stimulante. Mais aujourd'hui on a obtenu cet

avantage, que les inflammations externes manifestes, accompagnées de symptômes communs, quoiqu'elles se développent dans le cours des maladies
supposées asthéniques, comme la fièvre nerveuse
et le typhus, sont traitées par tous les médecins par
une méthode qui, si elle n'est pas entièrement anti-
phlogistique, n'est pas du moins excitante. Reste
donc à expliquer de la part des défenseurs de la
phlogose asthénique, comment il arrive qu'une
inflammation n'en a pas le caractère, quand elle
se développe au milieu d'une diathèse si éminemment asthénique, ainsi que l'on suppose que
soit la fièvre lente nerveuse. Comme il me semble
qu'une pareille proposition est difficile à résoudre,
puisque je n'ai pas reçu de réponse à la provocation
que j'en avais solennellement faite depuis 1805,
dans la vingt-huitième note de mes Recherches sur
la fièvre d'Amérique, nous ne pouvons donc pas
nous former une autre idée, même dans le cas de
suppositions les moins fondées, que celle qui consiste à penser que l'inflammation conserve un caractère identique, sans autre indication curative que
celle de la méthode anti-phlogistique, quelles que
soient les circonstances qui l'accompagnent, ainsi
que l'état des forces du système général.

§ 35. Les conséquences que je tirai en cinquième
lieu de ce que tant de praticiens écrivirent sur les
complications morbides, furent analogues à celles
qui m'avaient confirmé dans l'opinion de l'identité
inflammatoire. Toutes les idées de complications
morbides dans les maladies dynamiques furent bien

rejetées par Brown, parce que selon lui dans les maladies par excitation les affections partielles dépendant de l'état général, et toute maladie diathésique d'une partie n'étant qu'une émanation de la diathèse universelle, elles devaient nécessairement être indentiques non-seulement par leur génie, mais encore par le degré de l'affection partielle qui devait être en rapport avec celui de l'état général; d'où il devenoit absurde de penser que deux diathèses opposées aient pu coexister en même temps. J'ai également l'idée, quand il s'agit de maladies vraiment uuiverselles dans toute la rigueur de cette acception, c'est-à-dire telles que l'affection morbide de l'excitation soit également diffuse dans tous les systèmes, tous les organes, ainsi que dans toutes les parties, que deux affections contraires ne peuvent pas coéxister ensemble, puis qu'une telle quantité de l'excès de stimulus doit se répartir de manière à ce que toutes les parties soient mises en rapport avec le degré de l'affection accidentelle de nature opposée; en sorte qu'il ne reste ainsi qu'une seule affection, qui est équivalente à l'excès de stimulus de celle qui la dominait. Mais est-il bien vrai que l'organisme général puisse dominer ainsi toutes les affections locales par l'excitation, et n'arrive-t-il pas souvent que les affections partielles exercent une influence sur l'ensemble, et que le trouble général ne soit que l'effet de leur diffusion? Ne voyons-nous pas dans une foule de circonstances l'excitation universelle être dans un état régulier et même au-dessous du terme moyen, et cependant une partie affectée localement (par l'effet d'une blessure, d'une piqûre ou une distorsion) s'enflammer, et enfin l'excitation morbide se propager par tout l'organisme, occasioner la fièvre, et la maladie locale être guérie au moyen de l'administration des remèdes généraux anti-phlogistiques ; ce qui caractérise les maladies par excitation ? Combien de fois n'arrive-t-il pas que le système ne se ressent que peu ou pas du tout des effets du stimulus augmenté dans une partie, quoiqu'elle soit continuellement dans les limites d'une maladie dynamique, et qu'elle soit toujours curable par le moyen des remèdes anti-phlogistiques généraux ? Combien de fois n'arrive-t-il pas de soustraire par ces moyens l'organisme à la propagation de l'excès d'une partie enflammée, à laquelle la méthode anti-phlogistique et toujours nécessaire, et dont les effets ne seraient pas impunément supportés par les viscères ou le système nerveux ? Ces faits, auxquels viennent se rallier mes idées sur la diffusion de l'excitation morbide et des processus morbides locaux dans lesquels l'excès de stimulus prévaut obstinément même dans les maladies diathésiques ; ces faits, dis-je, ne peuvent point justifier l'idée absurde de la complication de deux affections universelles, affectionnée par les anciens pathologistes et reproduite d'une autre manière dans ces derniers temps par un Italien illustre (Gianini) dans l'hypothèse de la névro sthénie. Ce qui se produit ou se propage d'une manière générale soit par excès ou défaut de stimulus se confond nécessairement avec ce qui existait de contraire ; d'où résulte une affection universelle d'une seule et unique couleur. Mais les faits ci-dessus mentionnés prouvent bien que le degré d'excitation morbide ou de stimulus peut être quelquefois, dans une partie, porté à un degré bien supérieur à celui de l'organisme ; et qu'il peut arriver des cas où le processus phlogistique entretienne dans une partie un stimulus excessif, quoique l'organisme général soit dans des conditions opposées.

§ 36. C'est, je crois, à de semblables faits, qui ne pouvaient pas être assujettis à l'analyse avant la doctrine de l'excitation et de la diathèse, qu'a pu être appuyée l'idée de la complication morbide, favorisée par la doctrine de l'acrimonie et des diverses diacrasis humorales. Dans une grande quantité d'ouvrages de praticiens, cependant très-distingués, vous trouverez cette complication accusée d'être de nature opposée, un obstacle au traitement, et devenir en outre un titre pour justifier un traitement contradictoire. Vous y lirez comment, au milieu d'affections nerveuses qui réclamaient l'usage des excitans, qui semblaient leur être utiles, on dut avoir recours aux saignées par la complication d'une diathèse inflammatoire ; comment dans le cours d'une fièvre, soi disant putride ou maligne, qui, caractérisée par la prostration des forces, aurait contre-indiqué la saignée, on dut cependant y avoir recours, quoiqu'avec répugnance, à cause de l'inflammation de certains viscères, qui venait compliquer la maladie. Vous lirez même dans Borsiéri, et vous y verrez proposer une méthode curative corroborante, en rejetant toute espèce d'évacuation et surtout les déplétions sanguines dans diverses maladies putrides, nerveuses ou scorbutiques, avec avis cependant, répété à chaque instant, de devoir déroger à cette règle chaque fois que la complication d'une diathèse phlogistique, ou quelque inflammation obligerait de diminuer l'impétuosité de la circulation. En lisant la nosographie du célèbre Pinel, à l'article relatif à la complication de la fièvre inflammatoire avec la putride, vous serez convaincu qu'une telle incohérence en étiologie, une telle contradiction de méthode, fut dans tous les temps une conséquence de ce que l'inflammation, réunie à des maladies que l'on supposait d'un génie opposé, a toujours été l'objet principal, et a constamment contraint les praticiens expérimentés à les traiter par des déplétions sanguines et la méthode anti-phlogistique, afin qu'elle ne produisît pas de résultats fâcheux. Ces complications d'inflammations putrides, de phlegmasies nerveuses (dont la pathologie de beaucoup de médecins n'est pas encore bien purgée), exprimaient l'effort des anciens pathologistes pour concilier deux choses ; l'une déduite des faits et de l'expérience, c'est-à-dire la nécessité de diminuer l'excès de stimulus dans toutes les inflammations ; l'autre dans beaucoup de cas, au moins supposés, que certains symptômes ou certaines apparences morbides indiquaient un état diamétralement opposé à l'état phlegmasique, et par conséquent une médication différente. De meilleures idées sur les affections putrides et nerveuses ont enfin délivré les praticiens du poids de tant de complications, ainsi que des contradictions qui les embarrassaient. Mais au milieu de toutes ces discordances, ils durent tou-jours obéir à l'inflammation, en ayant recours à la saignée quelle qu'ait été la complication dans la-quelle la maladie se soit rencontrée. Ce qui dé-montre (à l'appui des maximes que j'ai soutenues et déduites précisément des faits observés en diffé-rens temps) qu'aucun praticien ne pourra jamais séparer l'inflammation de l'idée d'un excès de sti-mulus.

CHAPITRE VI.

Examen des principales objections dirigées contre l'identité de la phlogose, pour soutenir l'asthénie inflammatoire.

§ 37. En déclarant, mes chers élèves, le processus inflammatoire indépendant du degré d'excitation dans lequel se trouve l'organisme, je ne prétends pas dire que l'organisme n'influe pas sur la partie enflammée, et enfin sur la force de l'inflammation locale. Il est trop manifeste que le stimulus universel étant augmenté, que le stimulus de la partie s'accroît par les lois mêmes de la diffusion ou de la sympathie, et que l'inflammation augmente comme à l'opposé; le premier venant à diminuer, le second diminue aussi. J'entends dire seulement, et je soutiens, que le processus inflammatoire n'a pas de raison particulière pour s'établir de préférence dans telle partie du corps; qu'une fois établi, il n'y a pas de nécessité pour qu'il suive telle marche, que l'organisme soit dans les mêmes conditions; qu'il n'est pas nécessaire pour le constituer processus phlogistique, que la diathèse phlogistique se soit emparée du système général, comme il n'est pas non plus nécessaire, pour que la phlegmasie soit au 20e degré, que le stimulus général soit de la même force. Les faits déjà exposés et cent fois observés dans la pratique se rapportent à l'opinion que j'ai conçue, et que les faits mêmes m'ont inspirée. Un œil, un testicule enflammés par

des causes violentes externes présentent de même
une inflammation qui est guérie par la saignée et les
drastiques, soit que cette inflammation du testicule
ou de l'œil se forme chez un sujet dont le système
serait monté à un degré de stimulus morbide extraordinaire, comme chez celui où le stimulus du système
serait au-dessous même de la médiocrité ; avec cette
différence que, dans le premier cas, le système général présente une telle extension d'excitement ou de
stimulus qu'il peut être déprimé par l'action des remèdes, sans aucun inconvénient, jusqu'au degré
propre à corriger l'inflammation de l'œil ou du testicule, tandis que dans le second cas, le système ne
réagit pas, ou réagit trop mal pour établir la soustraction ou la dépression nécessaire à la guérison de
la partie enflammée. Les praticiens antérieurs à
Brown sont, à mon idée, ceux qui ne crurent pas
que les affections locales dépendaient de la diathèse,
de l'organisme général, pas plus qu'ils ne crurent que
l'organisme ait pu être nécessairement influencé par
l'état particulier des parties affectées. Sans décliner
toute la série des observateurs consommés, il suffira
de nommer Borsiéri, que j'ai déjà cité tant de fois,
lequel en parlant de la diathèse inflammatoire s'exprime ainsi : « Sæpe inflammationem partis alicujus
« nulla antecedit inflammatoria diathesis sanguinis,
« sed tantùm modo consequitur : De inflammatione
« Commentar. § XVI ». D'après mon assertion, les
observations de Trales, de Rivière, de Borsiéri, déjà
citées sont relatives au nouveau degré de diathèse
phlogistique introduit dans le système et dans le

sang par une inflammation spontanée des parotides pendant le cours et sur la fin d'une fièvre nerveuse : de laquelle inflammation des parotides, le sang qui n'était pas couenneux pendant le cours de la maladie à cause d'un degré moindre, d'une plus petite extension, ou par le siége différent du processus phlogistique ; ou qui déjà ne l'était plus par l'amendement de l'affection générale, le devient nouvellement ou à un plus haut degré, au fur et à mesure que les parotides se gonflent ou s'enflamment. « Sæpe parotides istæ a phlogistica diathesi cum qua » crebro malignæ febres complicantur originem du- » cunt, et huic suspicioni favet sanguinis missi con- » sideratio : is enim, ut Riverius ipse testatur, esse » solet inflammatorius, pleuriticus albo et duro » corio contectus : Borsiéri de febribus, § 3o8 ». Remarquez ce sang qui, dans le cours de la même fièvre nerveuse, « aut naturalis invenitur aut tenui pellicula tectus, sed crassamento laxo, nigro parum cohærenti : idem op. cit. § 273 ». Quant à moi, je crois que si le sang tiré dans le cours d'une synoque ne présente pas, ou au moins ne présente que très-peu les caractères de la diathèse phlogistique, que cela ne provient que de la bénignité de la fièvre, ou parce qu'il n'existe aucune inflammation partielle ; au lieu que si une partie par une diposition qui lui serait restée dans les affections précédentes vient à s'enflammer, elle devient comme le centre d'une nouvelle maladie, elle commence à influencer l'organisme général, à le dominer et à rallumer la fièvre qui déjà tirait à sa fin, et lui imprime ce caractère de redoublement journalier, de rémittence qui n'est pas le propre de la synoque, mais bien celui d'une inflammation locale, qui donne au sang la consistence couenneuse et pleurétique.

§ 38. D'après ces considérations, il vous est facile de remarquer les relations diverses que peut avoir une partie enflammée avec l'organisme. L'excitation générale peut être morbidement élevée ou devenir telle par l'effet d'une méthode de traitement vicieuse; et dans ce cas le stimulus excessif universel continuera à accroître le degré de force de l'inflammation locale, comme celle-ci peut contribuer à l'augmentation de l'autre. Le stimulus général peut être médiocre, et alors la partie enflammée, qui se trouve en excès, sera la cause de l'accroissement de l'excitation générale; tandis que l'organisation étant en moins ne contribuera jamais à accroître le stimulus local. Enfin le stimulus du système général peut être en moins et au-dessous de la médiocrité; dans ce cas il pourra contribuer à déprimer le stimulus de la partie enflammée. C'est en effet le moyen par lequel les déprimans généraux, quoiqu'ils agissent plutôt sur l'ensemble de l'individu que sur la partie, contribuent cependant à modérer les inflammations locales. Ils sont d'autant mieux tolérés par le système général, que celui-ci est moins éloigné de la condition de la partie enflammée. Mais autre chose est que l'organisme en excès puisse accroître le feu partiel, et vice versà, que la dépression universelle puisse influer à le diminuer; autre chose est que ce feu partiel soit,

comme Brown le prétendait, l'unique aliment, le
seul régent de l'économie générale, et qu'une maladie locale, engendrée et alimentée par un processus partiel, comme il en est de l'inflammation,
dépende entièrement du degré de stimulus dans lequel se trouve le tout. Il n'en dépend pas entièrement si la cause plegmasique est externe : c'est au
contraire dans ce cas, l'affection partielle qui rayonne
de toutes parts et influe sur l'accroissement du stimulus universel. Il n'en dépend pas davantage,
même quand l'origine de l'affection locale dérive-
rait d'une augmentation du stimulus général; parce
qu'aussitôt qu'un processus phlogistique local s'est
formé, il devient centre principal, et presque indépendant du stimulus et de l'excitation morbide, de
manière que l'excitation générale peut être calmée,
et l'affection locale persister. L'inflammation locale
peut même s'isoler entièrement de l'état général,
être très-obstinée et durer un temps plus ou moins
long. La pratique journalière nous fournit une foule
d'exemples de ces cas pathologiques, et mille autres
preuves dans les végétations morbides très - vives
de certaines parties, et même dans les progrès les
plus extraordinaires de l'inflammation, au milieu
du dépérissement universel, comme l'attestent les
ouvertures de cadavres. Je ne me suis sans doute
pas écarté de ce raisonnement, quand, depuis le
commencement de ces considérations, j'ai déclaré
l'inflammation être, en quelques manières, dans
beaucoup de circonstances qui tiennent à l'état morbide, toujours vive et croissante dans une partie

déjà presque éloignée du stimulus, comme l'est dans l'état physiologique, la végétation féconde de l'utérus dans l'état de grossesse chez une femme languissante, ayant toutes les autres parties du corps émaciées par l'appauvrissement du stimulus-universel.

§ 39. Reprenant enfin la prétendue *inflammation asthénique*, et ayant reconnu l'insuffisance des fondemens que lui fournissait, dans l'esprit des browniens, la dépendance supposée entière et constante des affections dynamiques partielles du degré d'excitation, ou de stimulus du système, il reste, pour compléter ce que je me suis proposé, à examiner les motifs auxquels l'inflammation asthénique a été et est encore appuyée par quelques-uns, ainsi que les objections qui ont été émises contre la nature toujours identique, et la diathèse toujours unique de ce processus, ainsi que je le prétends.

En premier lieu, l'inflammation asthénique se déduisait des causes débilitantes contre-stimulantes, ou déprimantes auxquelles souvent l'inflammation succède, et par lesquelles il n'est point à croire qu'une affection par excès de stimulus soit engendrée. Tels sont le froid, l'humidité, les passions tristes et même les substances fortement contre-stimulantes auxquelles souvent on voit succéder certains processus phlogistiques. Cette objection cependant, qui pouvait avoir toute valeur dans la stérile pathologie de Brown, soumise trop souvent à certaines lois générales, et si peu rectifiée par les observations pratiques et par les faits particuliers,

7

perd précisément toute sa force quand elle est soumise à la comparaison des faits et des observations,
puisqu'il arrive fréquemment qu'après l'action des
causes déprimantes sus-énoncées, il résulte des processus phlogistiques, comme la pleurésie ou l'angine, par le froid, l'humidité, ainsi qu'ne hépatite
lente par suite d'affections tristes, l'angioïte par l'effet
de la peur : il résulte également de l'observation ordinaire, que de pareilles inflammations, pour être traitées ne réclament aucun autre moyen que ceux que
l'on emploie pour traiter celles qui sont occasionées
par la chaleur ou le vin, et chez lesquelles l'usage
des remèdes évacuans ou déprimans est indiqué. Et
soit qu'au premier relâchement de la fibre, occasioné
principalement par la force de la puissance contre-
stimulante, il succède, par des lois qui jusque aujourd'hui nous sont inconnues, ce que, au défaut
de meilleure expression, nous appelons *mouvement
de réaction*, soit que les privations aient porté une
telle atteinte à l'organisme que sa susceptibilité augmentée fasse ressentir avec trop de force l'action sub-
séquente de la puissance stimulante même ordinaire,
le fait n'en est pas moins exact; et c'est sur les faits
que l'on doit établir une prudente étiologie. Les cas
d'inflammations aux extrémités occasionées par le
froid dans les régions septentrionales sont les plus
propres à exprimer cette idée pathologique. Dans
ces cas, le froid seul est la cause du premier engour-
dissement, des profondes douleurs qui alors se font
ressentir momentanément par l'inflammation succes-
sive et souvent instantanée, ainsi que la gangrène ra-

pide qui lui succède. Le premier léger degré d'en-
gourdissement est certainement curable par la chaleur et le vin, administrés graduellement et avec
toute la prudence possible; mais il n'en est pas de
même si le processus phlogistique, précédé par des
douleurs vives, instantanées, s'établit à la première
dépression de l'excitation, ce qui n'arrive que trop
souvent dans beaucoup de cas et avec une rapidité
surprenante; alors la chaleur et le vin, loin d'être
utiles, déterminent rapidement la gangrène dans les
parties affectées. C'est dans ce dernier cas que l'application de la neige sur les parties douloureuses est
le seul moyen avantageux. Et il est à remarquer de
plus, que l'application de la neige et de la glace sur
les extrémités ou sur le nez déjà livide est un très-
bon moyen pour prévenir la gangrène. Il est bien
clair que le froid ne peut être aucunement utile, ni
nuire aux parties qui sontdéjà frappées de gangrène
ou de mort; car s'il se rend utile, ce n'est qu'en diminuant ou en réprimant l'inflammation interne, et en
limitant ses progrès.

§ 40. En second lieu, l'atonie d'une partie, le relâchement des fibres, celui des vaisseaux, en un
mot, l'asthénie ou le défaut de stimulus, sont attri-
bués comme cause raisonnablement présumable de
tel engorgement, de telle accumulation ou surcharge
de sang, qui constitue une tumeur douloureuse, il
est vrai, par l'effet de la distention des membranes
et des nerfs, ayant une couleur foncée par la turgescence des veines, mais qui est de nature asthénique et
curable par les remèdes stimulans. Dans cette objec-

tion, la plus ingénieuse peut-être pour soutenir, s'il se peut, la défense de l'inflammation asthénique, il me semble que les conditions préparatoires ou prédisposantes de l'inflammation sont confondues avec l'inflammation même. Le professeur Canaveri, que j'ai cité plus haut, avait déjà répondu à cette objection, en démontrant que l'atonie ou le relâchement, étant plus grand dans une telle partie ou dans ses vaisseaux, qu'il existait bien une raison pour qu'ils se remplissent de sang ou autres liquides, sans qu'il en existât une pour y établir la pulsation, et la faire enflammer. Déjà bien avant l'illustre professeur de Turin, Jean-Baptiste Senac avait dit : « Obstructionem per se non mutare actionem cor- « dis, nisi quatenùs irritare simul partem valeat ». De Garther avait aussi remarqué que : « Vasa com- « pressa et obstructa nullam inflammationem infe- « runt, contra vero merum stimulum sine obstruc- « tione inflammationem inducere. » D'après ces précieuses réflexions, il est clair qu'une collection sanguine, un engorgement peut avoir lieu, quelque douloureux qu'il soit, sans que, pour cela, il puisse être confondu avec le processus inflammatoire, qui a un caractère qui lui est propre, et que l'on ne peut confondre avec aucune autre condition pathologique. Un engorgement sanguin, par relâchement des vaisseaux, n'augmente pas la chaleur de la partie, il n'altère pas la peau par une turgescence phlogistique, il n'a pas de pulsations profondes, il conserve le même état pendant long-temps, ne végète pas, et n'a pas de maturité; enfin il ne se fait aucun effort pour une terminaison quelconque, qui tendrait à faire naître de nouveaux produits dans un certain espace de temps. L'inflammation, au contraire, franche ou cachée, ayant une marche ordinaire ou insidieuse, augmente plus ou moins la chaleur, et dans ses premiers momens, elle manifeste une ardeur profonde et une distension douloureuse; elle colore en rouge, d'une manière plus ou moins apparente le tissu cutané; sa marche est plus ou moins hardie, et quand la résolution n'a pas lieu dans une certaine espace de temps, elle dégénère bientôt en gangrène, ou passe à la suppuration ou en toute autre désorganisation de la partie. Ainsi le sang accumulé dans des vaisseaux trop lâches, ne nous fournit point encore l'idée *du processus inflammatoire*. Mais si au contraire la distension est exercée par l'action d'un stimulus, ou par les qualités irritantes que peuvent acquérir les humeurs, ou par quelque autre cause qui puisse susciter l'inflammation, ceci n'est plus l'effet du relâchement ou de l'atonie des fibres, mais bien celui du stimulus produit par le tiraillement. C'est enfin un processus de stimulus comme celui de toute autre inflammation. A quoi servirait que l'atonie ait prédisposé une partie à des collections de liquides? A quoi servirait-il que le froid ait prédisposé les extrémités à ressentir avec plus de force l'action de quelque stimulus que ce soit, et à l'enflammer? A quoi servirait-il qu'une longue immersion dans l'eau tiède ait diminué la tonicité des tuniques vasculaires, et ait produit les varices? Tant

que le sang ne sera qu'accumulé, tant que les extrémités ne seront qu'engourdies, tant que les veines ne
seront que variqueuses, il n'existera pas de processus
phlogistique ; alors les frictions, la chaleur, la compression, la ligature et les remèdes stimulans seront
utiles. Mais, aussitôt que la partie se gonfle, que les
extrémités s'engourdissent, et que les veines variqueuses s'enflamment, un nouvel état de chose commence, la condition pathologique est changée, le processus procède du stimulus ; alors il faudra se désister
des frictions, de la chaleur, de la compression et des
remèdes stimulans, et leur substituer les antiphlogistiques indiqués par l'expérience.

§. 41. L'aspect de certaines phlogoses chroniques,
considérées d'après la lenteur de leur marche, et
même par leur nature presque stationnaire, fut
également, en troisième lieu, un motif pour que
quelques-uns regardassent de telles conditions morbides comme étant de nature asthénique, ou autrement d'un caractère opposé à celles chez lesquelles
l'excès de stimulus est manifeste, et porte des caractères non équivoques. Une ophtalmie ancienne, par
exemple, que l'on en excepte un peu de rougeur,
d'engorgement des paupières, une sécrétion morbide,
ne fournit pas les symptômes de l'action augmentée ;
une dartre ancienne, indolente, qui pendant long-
temps reste dans le même état, peuvent l'une et l'autre
être placées au nombre des phlegmasies chroniques,
sans qu'elles soient accompagnées des symptômes de
l'excès de stimulus ; et il n'est pourtant pas rare de les
voir heureusement traités par une méthode et un

régime stimulant. Un engorgement cellulaire, une glande inguinale, dure, indolente, qui pendant des mois, des années, se maintiennent dans le même état, présentent-ils l'idée de maladies par accroissement de stimulus ou d'excitation? Puisqu'il faut appliquer sur les parties affectées de forts stimulans, et réveiller l'excitation par les frictions, pour en favoriser la guérison. Un ulcère calleux, rougeâtre, à peine dans son contour; une plaie qui, au lieu de se cicatriser, se recouvre d'une substance lardacée, ou d'un tissu cellulaire lache et inerte; qui enfin ne paraît pas disposée à changer de nature ni à se cicatriser, ne guérira jamais, si on ne lui rend pas l'activité inflammatoire au moyen des caustiques. Et pourquoi des affections semblables n'auraient-elles pas lieu dans les parties internes de la machine animale? Pourquoi tous les engorgemens du poumon, du mésentère, de la rate, du foie, de l'utérus, seraient-ils regardés comme étant d'une même nature, et pourquoi ne peuvent-ils pas être traités par une méthode stimulante?

§. 42. Pour lever de pareilles difficultés, et pour répondre aux objections souvent répétées sur de pareils faits, il faut nécessairement distinguer l'inflammation par ce qu'elle est en elle-même, par ses produits ou par son issue, attendu que c'est seulement à la véritable phlogose, qu'elle soit aiguë ou chronique, à laquelle nous prétendons attacher l'idée de processus de stimulus. Une ophtalmite chronique, si elle est vraiment telle, sera accompagnée au moins d'un prurit, d'une sensation pénible, de tension de la conjonctive, d'un degré, quoique léger, de stimulus insolite, qui précisément sera le motif d'une sécrétion extraordinaire. A la vérité, si l'on examine bien une pareille phlegmasie, elle n'est pas tellement stationnaire quelle n'ait différens petits accès qui occasionnent une plus grande sécheresse à la superficie. Ces accès seront reconnaissables par une augmentation de prurit, ou un sentiment de tension ou d'élancement, comme son décroissement sera caractérisé par le flux des paupières devenu plus abondant. L'action de la chaleur, l'usage enfin des stimulans, exacerbent en général de pareilles phlogoses; ce fait est si vrai et si avéré, qu'il n'y a pas un partisan de la phlogose passive ou asthénique qui ne recommande, dans un pareil cas, de s'abstenir des aromates, des liqueurs, et de se garantir de l'action du feu. Mais j'ai vu aussi diverses consultations de célèbres professeurs qui, dans de telles ophtalmies chroniques, ordonnaient les amers, le quinquina, défendant cependant l'usage de tous stimulans trop actifs. Je n'ignore pas que quelques-uns de ceux qui se sont le plus occupés des phlegmasies chroniques ont proposé dans ce cas l'usage de l'opium, surtout si elles étaient accompagnées d'un prurit insupportable ou d'élancemens douloureux. Je respecte infiniment les observations des autres, mais je ne serais pas très-embarrassé cependant pour expliquer comment le processus phlogistique, circonscrit en pareil cas sur une petite surface, et étant par sa nature si lent, que ses développemens doivent à peine être manifestés; le prurit, par le tirail-lement de quelques filets nerveux, étant vif et insupportable chez un sujet d'un tempérament mobile et sensible à l'excès, il peut se faire que l'usage de l'opium, dans quelques cas, ait été utile en occasionant une torpeur et un sommeil à un degré de force supérieur à celui du stimulus des petites parties enflammées. Aussi, quand l'usage de l'opium ne produirait pas un grave dommage (ce dont il serait difficile de répondre), j'ai démontré ailleurs comment il pouvait en résulter un avantage indirect, par le calme qu'il peut apporter aux sens, par la transpiration qu'il tend à accroître, quand le développement de la période de stimulus a terminé sa parabole. Mais, malgré tout, je puis bien dire que j'ai vu traiter de ces ophtalmites chroniques avec l'opium, et que, quelque calme que les malades en aient éprouvé, l'affection lente n'en a pas été pour cela vaincue. Dans d'autres cas, j'ai vu au contraire des nuits incommodes succéder à l'usage de ce remède. Dans d'autres circonstances, il est également arrivé que la phlegmasie, de légère et lente qu'elle était, devenait, après de pareilles tentatives, violente au point que l'on devait avoir recours aux plus puissans anti-phlogistiques. J'ai également observé ce changement de scène pendant l'usage des collyres spiritueux et stimulans, comme ceux qui se composent avec des solutions salines et métalliques trop concentrées, qui exercent sur l'œil une action âpre, irritante ou même chimique. En fait de collyres, je n'ai vraiment vu être utiles que ceux à qui on ne peut contester une vertu rafraîchissante, anti-phlogiste ou contre-stimulante ; enfin, ceux qui n'ont

aucune propriété qui puisse accroître le stimulus.
On peut également regarder comme contre-stimulans ces remèdes styptiques, qui n'ont rien d'âcre
ni d'irritant, qui étant réputés toniques par quelques médecins, ont fait supposer que quelques
fluctions palpébrales, qui se guérissaient très-bien
par leur usage, étaient passives ou asthéniques.

§ 43. Il ne faut pas non plus oublier les préceptes
des médecins de l'antiquité, ni ceux qui ont précédé l'époque du Brownianisme, qui, dans les ophtalmies chroniques, et dans les affections herpé-
tiques, ou autres conditions phlegmasiques rebelles, répugnèrent toujours à l'usage des stimulans,
ainsi qu'à tout ce qui pouvait accroître l'excitation.
Guidés par une pathologie humorale, par l'idée de
corriger l'acrimonie, et d'évincer du corps la matière
morbifique, ils employèrent les remèdes qu'ils ap-
pelaient *adoucissans*, *délayans*, *anti-phlogistiques*,
diaphorétique, tirés de la classe des *antimoniaux*;
et surtout d'après les résultats heureux de l'expérience, ils recommandèrent les purgatifs. Dans des
temps moins éloignés, les émétiques épicratique-
ment administrés furent reconnus très-utiles dans
de pareilles maladies; l'ipécacuanha à doses réfrac-
tées, a guéri un plus grand nombre d'ophtalmies
chroniques qu'aucun autre remède : j'ai bien vu aussi
beaucoup de ceux qui regardaient les phlogoses
lentes des paupières comme étant asthéniques ou
passives, avoir recours à ce moyen. Si l'on fait attention au grand nombre d'inflammations chroniques
internes qui dans nos contrées sont malheureuse-

ment trop fréquentes, quelles sont celles qui dans ce sens se sont montrées asthéniques, c'est-à-dire dépendantes d'un défaut de stimulans? Quelles sont celles desquelles l'art ne triomphe pas par l'usage des remèdes résolutifs ou contre-stimulans, comme on peut les appeler? Quelles sont celles que l'on a pu guérir par l'usage des excitans, du vin, de l'opium, puisque ce dernier remède, par les motifs que nous en avons donnés, n'occasionne qu'un calme trompeur, à l'ombre duquel le processus inflammatoire se confirme et s'accroît, comme un feu qui se ranime, couvert sous la cendre? Cette phthisie pulmonaire, dont les progrès sont marqués par de fréquentes récidives d'irritation, suivies d'une insidieuse rémission, qui soutient l'espérance des malheureux qui en sont affectés, ne guérit pas, il est vrai, par l'usage des contre-stimulans; mais au moins l'augmentation du stimulus morbide, qui, à chaque récidive, devient plus manifeste et plus violent, est dompté, autant qu'il est possible de le prétendre, au moyen des saignées, des remèdes antimoniaux, de l'eau de laurier-cerise ou de la digitale pourprée. Dans les phlegmasies chroniques de la vessie, les excitans et les toniques furent-ils jamais utiles? Et au contraire, les boissons aqueuses, la casse, le tamarin, les sangsues au périné, ainsi que les purgatifs, ne furent-ils pas toujours avantageux? Dans le cancer, quand l'indomptable processus phlogistique se rallume, quel avantage retire-t-on de l'opium, si ce n'est d'étouffer, sous un sommeil forcé, les douleurs sans cesse renaissantes? Combien de fois n'est-on pas obligé de recourir à la saignée, pour retarder les progrès de cette affection phlogistique, d'un génie spécifique, qui marche progressivement, et dénature la texture des viscères ? Dans les phlogoses lentes des intestins, du mésentère, du péritoine (que sans les lumières de la doctrine du jour, nous serions portés à taxer d'hyposthénie, par la longueur de la maladie et la détérioration universelle des forces physiologiques et de la nutrition), dans ce phlogose, dis-je, je n'ai jamais vu les excitans avantageux; au contraire, ils ont toujours été nuisibles. Dans la péritonite chronique, ainsi que dans l'entérite et dans la tympanite qui souvent s'y associe, je ne me rappelle qu'avec peine l'audace avec laquelle on procédait à l'usage des frictions, avec la solution de carbonate de potasse, l'éther, l'opium; je me rappelle l'usage des pilules et des clystères excitans dans la dysenterie chronique, et je puis bien assurer qu'une pareille méthode a toujours été suivie de la mort des malades; et de quelle condition pathologique sont-ils morts? Les processus inflammatoires souvent encore très-vifs, que l'on retrouve dans les cadavres, quoique quelques parties soient déjà passées à la suppuration et à la gangrène, l'indiquent assez. Considérant enfin, depuis la première jusqu'à la dernière de ces inflammations chroniques que l'on a prétendu être asthéniques, il me reste à vous communiquer une réflexion que j'ai faite plusieurs fois, depuis que le processus inflammatoire, qui occupe une si grande place dans la pathologie, a fixé mon attention. Quoique l'oph-

talmie, le squirrhe, la sciatique ou l'hépatite chronique, soient considérés comme asthéniques par certains auteurs, et non accompagnés des phénomènes
vitaux du stimulus augmenté, cependant quand
il arrive qu'à cette marche sourde survient une exa-
cerbation de douleur vive, avec une plus grande
tension et de la fièvre, les médecins les plus en opposition abandonnent pourtant tous les remèdes
excitans, et recommandent une diète sévère ; ils ont
recours à la saignée, aux sangsues et aux purgatifs
antiphlogistiques. N'est-ce pas avouer indirectement,
qu'à une pareille époque, la diathèse est changée,
et que les symptômes actuels dépendent d'une augmentation de stimulus morbide. Mais quelle est
donc cette asthénie ou atonie inflammatoire, qui,
en s'aggravant, change de nature et de génie ? Comment arrive-t-il, et comment peut-on comprendre
que, d'une même source, elle devient spontanément
et par des lois de succession si fréquentes et propres
aux phlegmasies chroniques ; que d'une même source,
dis-je, il survienne une diathèse si opposée à ce qu'elle
était peu d'instans avant ? Et quel droit a-t-on de
la croire asthénique, parce qu'elle est légère,
sourde ou cachée, comme on a l'usage de le dire, si
par la suite les symptômes et les remèdes que l'on
est forcé d'employer, et auxquels on a recours
avec avantage, lorsqu'elle s'aggrave, la font déclarer
hypersthénique, et dépendant du processus de stimulus.

§ 44. Tout ceci ne se rapporte donc qu'à la phlogose réelle, accompagnée de tous les caractères qui

en dépendent, tant qu'elle existe. L'idée pathologique qui lui est propre se trouve circonscrite, comme je l'ai déclaré et comme je le soutiens fermement dans ces expressions : qu'elle dépend toujours d'un processus identique de stimulus excédant ; et que ce qui n'est plus phlegmasie ne doit plus être compris dans cette idée. Les terminaisons de diverses manières, les conditions locales, les coagulations, les endurcissemens et les diverses productions pathalogiques, peuvent bien exiger d'autres tentatives que celles qui conviennent au processus phlogistique, sans que pour cela on puisse apporter aucune exception au principe déjà établi. Il peut bien se faire, comme cela arrive souvent, qu'après une pneumonite il se forme une fausse membrane, des concrétions ou coagulations de fibrine, ainsi qu'un épaississement du tissu-cellulaire, qui avec le temps détruit l'action absorbante des vaisseaux lymphatiques ; comme il arrive dans le voisinage où les interstices d'une glande inguinale, par exemple, où il reste un empâtement, un endurcissement du tissu-cellulaire, après la cessation de l'inflammation, qui nécessite des frictions et des remèdes stimulans, pour déterminer l'absorbtion. C'est ainsi que la gymnastique, l'exercice enfin si funestes aux parties enflammées, sont utiles pour détruire les produits de l'inflammation. L'ulcère calleux, la plaie lardacée, présentent également des produits de l'inflammation, qui ne sont autre chose qu'un mode de désorganisation et de localité. Il n'y a pas d'autre moyen pour procurer la cicatrisation que celui de soustraire la por-

tion qui est dénaturée. La suppuration peut détacher
cette portion de la partie saine qui l'environne :
l'absorbtion peut aussi la faire disparaître, puisque
par cette absorbtion, nous voyons beaucoup de
portions de substance plus étendues et plus dures
se dissiper. De plus, il est faux de dire que l'on
traite une inflammation quand on applique un
caustique qui enflamme les tissus ; on cherche au
contraire, par ce moyen, à l'établir ou à la ranimer si, elle est languissante, afin de déterminer autour de la partie la suppuration qui détache la portion pathologique, et enlever ainsi l'obstacle à la
régénération naturelle ; on détruit par les corrosifs
une partie qui est chroniquement enflammée, et
qui par elle-même déjà lésée d'une manière organique, n'est pas susceptible de guérison, ou bien
on cherche à réduire par la compression la portion
morbide, de manière que l'absorbtion des vaisseaux
lymphatiques puisse la faire disparaître ; ou bien on
essaie d'activer par les frictions stimulantes les
injections spiritueuses, l'action des vaisseaux lymphatiques, afin de pouvoir réussir à détruire, au
moyen d'une forte absorbtion, une tumeur lente,
qui a été rebelle aux autres moyens de l'art. Parmi
les derniers résultat de l'inflammation, il peut bien
aussi arriver qu'il y ait atonie ou relâchement des
membranes, ou des vaisseaux qui se trouvent dans le
voisinage de la partie où le processus phlogistique
s'était établi. Dans une partie enflammée, le processus vraiment idiopathique de la phlogose n'attaque pas, à mon avis, tous les points et toutes les

fibres qui sont comprises dans la tumeur. Dans les environs du centre où le processus s'est établi, il y a bien des vaisseaux, des portions de tissu-cellulaire, qui sans participer à l'inflammation, deviennent pourtant douloureux par le seul fait de la distension, tandis que les fibres idiopathiquement enflammées se désorganisent ; ou, si, elles guérissent, elles conservent pendant long-temps une susceptibilité plus grande pour l'action des stimulus ; les parties cellulaires circonvoisines, surtout dans certains tempéramens, après la cessation de la distension, peuvent par suite de l'épuisement de leur vitalité être devenues plus faciles à s'engorger ou à rester engorgées, mais par tout autre motif que par la présence du processus phlogistiques. Aussi ces engorgemens sont-ils avantageusement traités par l'application des stimulans : mais un tel engorgement est tout autre chose qu'une inflammation, et l'avantage des stimulans dans ce cas est bien loin de prouver l'existence de la phlogose asthénique.

§ 45. Si la lenteur des phlegmasies chroniques était un motif pour supposer ce processus asthénique, le passage rapide de certaines inflammations à une fin mortelle fournirait bientôt un autre motif à l'inflammation asthénique, comme l'on prétend que soient en quatrième lieu les inflammations qui dégénèrent facilement et précipitamment en gangrène. La gangrène en effet est un état de mort, mais elle est aussi plus qu'une simple privation de vie de la partie même. La gangrène partielle est un produit terrible de l'inflammation, qui souvent contribue à empoisonner et à frapper également de mort tout le reste du corps. Aussi l'esprit des pathologistes, préoccupé de cette terminaison, n'a pu se soustraire à la supposition que les sources de la vie avaient été précédemment atteintes par ce venin, en distinguant par des caractères divers et une diathèse opposée cette inflammation qui facilement a dégénéré en gangrène. Ce genre d'objection peut être démenti facilement par la seule réplique, qu'une inflammation pure, chez les individus les plus sains, chez l'Athlète le plus robuste, provenant d'une cause simple, comme la chaleur ou un froid rigide, pourvu qu'elle soit violente, peut dégénérer facilement en gangrène. C'est ainsi que par la transmutation rapide qui amène cette terminaison, on n'a aucun droit de conclure contre le génie primitif de la maladie. La texture des parties, la nature des sécrétions qui s'y forment, influent particulièrement sur le passage féroce de l'inflammation à la gangrène. Combien malheureusement cette dégénérescence n'est-elle pas facile dans l'entérite la plus pure, pour peu qu'elle soit violente? Cependant la saignée et le froid sont les moyens qui préviennent cette fin cruelle, en guérissant cette inflammation, qui, si elle est négligée, dégénère en peu de temps en un état gangréneux. Et qui oserait nier d'après cela que l'entérite soit une inflammation sthénique semblable aux autres, et curable uniquement par les antiphlogistiques? Mais il existe en outre des conditions profondes et peu connues, ou des solides, ou des fluides, ou de l'un et l'autre

à la fois, qui font que l'inflammation passe à la gangrène plus facilement chez un sujet que chez un
autre. On ne doit pas pour cela confondre l'issue
funeste de l'inflammation avec l'inflammation même.
Cette mort rapide, cette prompte corruption n'en
est cependant pas moins précédée d'un feu morbide
tellement ardent, que la partie enflammée se détruit bientôt. L'inflammation dès son début indique toujours une augmentation de stimulus; si
elle est curable, c'est dans le peu d'instans que le
processus phlogistique domine; et elle ne peut
l'être que par les moyens antiphlogistiques; enfin
malgré que l'inflammation soit rapidement suivie
de la gangrène, tant qu'elle est telle on ne doit
considérer que l'inflammation. A ce propos je crois
utile, jeunesse studieuse, à vous surtout qui faites
les premiers pas dans l'art le plus difficile, de vous
faire remarquer cette première et souvent trop
courte période, dans laquelle l'inflammation est encore telle, et doit être traitée d'après sa nature. On
ne juge qu'imparfaitement ce qu'à pu être une maladie, ce que l'on aurait dû faire pour la traiter,
ou même l'impossibilité de la guérir, par les désordres que l'on découvre après la mort. Il fut un
temps où la méthode excitante semblait être justifiée quand on y avait eu recours dans une entérite
ou une métrite puerpérale, par les dégénérescences
gangréneuses que l'on retrouvait dans les nécropsies.
Quelques médecins se tranquillisaient d'après de
pareils résultats, en se flattant, ou que la maladie
était dès son principe supérieure aux moyens de

l'art, ou bien que contre cette diathèse gangreneuse aucune méthode ne convenait mieux que
celle qui était corroborante. Mais ce n'est pas sur
ces derniers produits que l'on doit mesurer son jugement, ce n'est pas d'après cela que l'on doit
tirer la conséquence de ce qu'il convenait de faire
ou de ce qu'il fallait éviter. Sévères avec nous-mêmes,
nous devons porter un regard rétrograde sur ce
qu'était, et sur ce qu'a dû probablement être le processus morbide à son début, pour en déduire le
génie, les indications, la curabilité de la maladie,
de ce qu'elle a été, ou a dû être à son premier développement, ayant égard à la marche plus ou
moins rapide, et d'ailleurs connue de l'inflammation. Il faut ensuite s'habituer à prévenir avec
promptitude ses progrès ultérieurs; à agir avec
célérité quand il s'agit de maladies violentes, dont
les premiers momens seuls fournissent le fil du dia-
gnostic, momens précieux, qui à mon avis doivent
être considérés comme les plus importans pour l'art
et l'humanité.

CHAPITRE VII.

Continuation du même argument. Inflammations dites malignes
ou gangréneuses.

§ 46. Les objections déduites de la rapidité avec laquelle certaines inflammations passent à la gangrène, et l'idée enfin que le principe, le fond ou le génie de telles inflammations soit divers de ce qu'est vraiment le processus phlogistique, nous ouvre en cinquième lieu la scène terrible de la *malignité* comme le plus grand et le plus accrédité soutien de l'inflammation asthénique. Cette épithète est celle qui fut donnée par les anciens médecins aux inflammations qui dégénéraient rapidement, et avaient la fin la plus malheureuse : épithète qui donne l'idée à laquelle se rattachent les noms de *putridité*, de *scorbut*, de *maladies nerveuses adynamiques*, ou bien *d'asthénie* par épuisement du principe vital, selon la diversité de langage des différentes écoles. L'inflammation, ainsi que la fièvre furent donc distinguées par les pathologistes et les praticiens, non-seulement à cause de cette issue, mais encore d'après certains caractères particuliers, en bénignes ou malignes, sincères et insidieuses, sthéniques et asthéniques, appelées aussi nerveuses. De pareilles distinctions furent fondées beaucoup plus sur le caractère externe et les symptômes de la maladie, ainsi que sur la tendance à la gangrène, que sur le degré de force de l'inflammation même, ayant observé (et quelques-unes de ces observations utiles en ce genre n'ont pas échappé aux anciens) qu'une inflammation externe même légère produite par un agent externe, ou par une très-petite lésion des parties, passe quelquefois facilement à la gangrène, tandis que le phlegmon le plus fort, le plus étendu et le plus violent en est exempt. Ce n'est pas sans une grande apparence du vrai que l'inflammation fut assujettie à cette distinction, d'après laquelle les anciennes écoles eurent en commun les subtilités, les modifications et les contradictions de la méthode curative, qui fit établir la différence de l'inflammation en asthénique et sthénique; la première traitée par les browniens à l'aide de la méthode stimulante, la seconde par la méthode déprimante.

§ 47. J'ai cependant observé une grande différence entre la pathologie des anciens et celle de Brown, relativement aux inflammations putrides ou malignes, nerveuses ou asthéniques. Les anciens considéraient en elles, plutôt la complication d'un principe putride, malin ou délétère introduit dans le sang avec l'inflammation, ou la condition phlogistique, qu'ils ne regardaient l'inflammation en elle - même, quant à ce qui est du processus pathologique d'une partie et de l'inflammation du sang, comme le produit d'élémens contraires à ceux qui produisent l'inflammation ordinaire. Brown au contraire, ayant banni toute idée de cause humorale et d'acrimonie, ne considérait d'aucune valeur la condition des liquides, tout l'ensemble des conditions morbides se réduisant à une affection des solides, et à un excès ou privation de stimulus, il ne put considérer aucune condition morbide du système comme séparée des conditions de la partie enflammée. Et, remarquant d'autre part une très - grande différence entre la marche et l'aspect des inflammations sthéniques ordinaires, avec celles appelées malignes, il regarda celles-ci comme étant le produit d'une diminution grave du principe vital, et les déclara asthéniques dans le sens diamétralement opposé aux premières, c'est-à-dire comme étant produites et entretenues par défaut et non par excès de stimulus. Les anciens se trouvaient dans la nécessité de retirer les indications curatives autant de ce principe malin ou putride qui entraînait bientôt le sang et les parties enflammées à la dissolution, que de l'inflammation du sang, ou du mouvement désordonné des vaisseaux d'où l'inflammation procédait. Ils étaient enfin conduits malgré eux à diviser ou à alterner le traitement entre l'une et l'autre condition, qui exigeaient des moyens contraires; et les complications, les contradictions, les alternatives dans la méthode, étaient justifiées par leur étiologie. Brown au contraire, ne pouvant admettre, d'après ses grands principes du solidisme et d'excitation excessive ou défectueuse, d'autre étiologie pour l'inflammation, ainsi que pour les autres maladies, soit par excès ou défaut de stimulus, ne pouvait se proposer qu'une seule indication, et celle-ci ne pouvait être assujettie à aucune restriction, correction ou modification. Ayant déclaré au fond l'inflammation maligne des anciens comme étant asthénique, il ne pouvait proposer aucune

autre cure que celle qui décidément était excitante.
Les anciens, dans cette idée de complication d'élémens opposés, dérivée jusqu'à un certain point des
faits, préparaient ainsi la voie à une plus exacte pathologie, propre à mettre d'accord peut-être la
théorie avec les anciennes observations, et diminuer
ainsi chez leurs descendans du dix-neuvième siècle
la répugnance du *parere minoribus* d'Horace. La
doctrine de Brown, au contraire, étrangère à toutes
relations avec les autres doctrines, ne pouvait être, à
cause de ses distinctions de maladies, qu'admise ou
rejetée dans son entier ; et ses idées sur l'inflammation maligne, considérée asthénique au *maximum*,
et enfin curable par de fortes doses de stimulans, ne
pouvait se plier à aucune transaction.

§. 48. Cette analyse des différentes relations dans
lesquelles l'inflammation a été considérée ; ce parallèle entre l'idée pathologique des anciens, et celle
de Brown sur l'inflammation dite maligne, m'a fourni, si mon espoir n'est pas trompé, un moyen facile
pour établir des idées plus particulières et plus justes
en ce qui comprend l'ensemble des faits relatifs à
cette terrible condition morbide. Je suis bien loin
de vouloir sortir de leurs cendres les idées et les erreurs de la pathologie humorale, et je suis éloigné,
autant qu'on peut l'être, de soupçonner une contradiction d'état et de génie en ce qui concerne particulièrement l'excitation phlogistique ou le stimulus
excessif et le processus inflammatoire, qui en est
presque le type visible. Je suis bien loin de croire
que l'on puisse admettre dans ce processus, consi-

déré en soi, autre chose qu'un excès de stimulus,
comme j'espère déjà l'avoir démontré plus haut.
Cependant, de l'incertitude des anciens dans l'application de la méthode anti-phlogistique, au traitement des inflammations, dites malignes, par leurs
contradictions, leurs regrets, et en même temps par
l'aspect, la marche et la terminaison la plus commune de cette inflammation, il me semble que l'on
peut en retirer l'explication des faits qui ne furent
ni expliqués, ni suffisamment interrogés jusqu'aujourd'hui, ainsi que quelques idées utiles sur l'étiologie de la susdite inflammation. Existe-t-il donc une
différence entre l'inflammation ordinaire et la maligne ainsi appelée, entre l'hypersthenie et l'hyposthenie ou inflammation nerveuse? Cette différence re-
garde-t-elle seulement ledegré de force du processus
morbide, ou ne concerne-t-elle que les élémens qui
rendent différens l'ensemble des conditions pathologiques, l'aspect symptomatique, la marche et l'issue
de la maladie? Et s'il existe une différence de ce dernier genre, n'en résulte-t-il pas que le fond lui soit
opposé, et que la méthode curative soit différente
de ce qu'elle doit être pour l'inflammation ordinaire?
ou au contraire l'ensemble particulier des conditions
morbides de l'inflammation, dite maligne, n'oblige-
t-il pas à des précautions dans l'application de la
méthode anti-phlogistique? De la solution de pareilles
questions dépend la fixité de maximes raisonnables
et utiles en cette matière, une manière de voir plus
positive qu'elle ne l'a été jusqu'à ce jour.

§. 49. Qu'à l'inflammation appelée maligne par

les anciens il se combine quelques-unes des conditions propres, ou aux parties enflammées, ou au
système général, ou aux solides ou aux fluides qui la
rendent bien différente de l'inflammation ordinaire
ou simple, les phénomènes dont ces inflammations
sont accompagnés semblent le démontrer. La douleur, la rougeur de la partie, ne sont pas aussi vives
dans ces inflammations qu'elles le sont dans les inflammations ordinaires. Si la douleur est vive, elle
ne l'est que dans le principe; car bientôt elle s'a-
paise, et fait place à un état voisin de l'indolence.
L'organisme ne démontre pas l'effet de la réaction
que l'on remarque dans les inflammations ordinaires,
où tous les organes qui sont en relations avec la partie sont tourmentés par une mobilité plus grande
que celle qui leur est ordinaire. Dans les inflammations malignes, le malade ne souffre ni morale-
ment, ni physiquement, d'une manière relative à la
gravité du mal dont est menacé une partie qui, dans
l'inflammation ordinaire, deviendrait très-sensible;
la fièvre n'est point en proportion avec l'extension et
le degré de l'inflammation partielle; le pouls même,
quoique accéléré et dur dans le commencement, ne
se conserve pas tel jusqu'à la fin comme on l'observe
dans les inflammations simples : bientôt il s'abaisse,
languit, et devient irrégulier. La chaleur et la sécheresse de la peau ne correspondent pas non plus à la
maladie. Le sang que l'on retire n'est pas couenneux,
ou s'il l'est, ce n'est que légèrement; et, quand même
il le serait au commencement de la maladie, il ne
conserverait pas ce caractère avec la même tenacité

qu'il le fait dans l'inflammation ordinaire; on observe au contraire qu'il est moins dense, moins coloré, quoiqu'à sa superficie il soit légèrement couvert d'une couche couenneuse. Les forces physiologiques qui, dans l'inflammation commune se maintiennent vigoureuses jusqu'à la fin (à moins qu'elles ne soient opprimées par l'inflammation de quelques parties qui compromettent quelques portions nerveuses importantes), restent dans l'inflammation maligne sourdes et abattues. Aussitôt il se manifeste un tremblement de la langue, des soubresauts des tendons; la partie enflammée se revêt d'une couleur violette, obscure, ou se recouvre de taches livides et d'ampoules; bientôt elle passe à l'état de gangrène. On ne peut cependant pas dire qu'un appareil de phénomènes si extraordinaires dépende de l'extension et de la force de l'inflammation, puisque les inflammations les plus violentes et les plus étendues des gros viscères ne sont quelquefois pas accompagnées de semblables symptômes; quoique cependant par leur violence et leur profondeur elles soient réfractaires aux tentatives de l'art, leur terminaison est tout autre que celle de la gangrène; elles occasionnent la mort par les adhérences, les végétations morbides rapides et l'endurcissement du viscère enflammé; tandis que souvent une inflammation de peu d'extension sur une partie externe, passe en peu de temps à l'état de gangrène, et est bientôt suivie des symptômes ci-dessus indiqués. D'où proviennent donc ces différences qui occasionnent un si grand contraste dans la marche des inflammations dont nous.

parlons? Quelle est donc cette rapide dégénérescence gangréneuse qui en forme le caractère principal?

§ 50. Je pense que l'on doit considérer sous deux
aspects bien différens l'inflammation maligne ou
gangréneuse, si mal distinguée jusqu'aujourd'hui,
faute d'une analyse rigoureuse des faits. Il faut la
considérer : 1° en relation avec la nature des solides
et des fluides de l'individu chez lequel elle s'établit; 2° en relation avec les parties qui, par l'inflammation, restent profondément et idiopathiquement atteintes. Pour ce qui concerne le premier
genre de relation, je pense que *le fond organique*
ou la trame, dirai-je ainsi, dans laquelle une inflammation se forme, présente nécessairement la
réunion des solides et des fluides, du sang ainsi que
de la fibre primitive et des vaisseaux. J'ai toujours
été, et je serai toujours le premier à soutenir que
la nature du sang ainsi que celle des autres fluides
dépend du degré et du mode d'excitabilité des vaisseaux et des autres solides; et que la qualité, soit
naturelle ou morbide des premiers, subit les varia-
tions et se modifie sur les conditions des seconds.
Mais je soutiens en outre, et je crois à bon droit,
que la crasis du sang et des autres liquides, qui,
dans divers tempéramens et dans différentes conditions morbides, est différente et dépend précisément de la condition dans laquelle se trouvent les
solides, influe aussi pour sa part, non-seulement
sur l'excitation, mais encore sur la nutrition des
solides mêmes, sur la régénération, sur le maintien

et sur le degré de force des conditions organiques auxquelles se rattache la propriété vitale des organes, ou l'incitabilité. Je ne puis concevoir l'inflammation autrement que comme un processus vital, un développement de stimulus ou d'excitation dans les vaisseaux et les solides; d'où procédent les changemens qui surviennent aussi dans les conditions organiques mêmes ou dans la crasis du sang et des autres liquides. Et ce ne serait que difficilement que l'on pourrait me contester que certaines conditions du sang ou autres liquides qui dépendent d'un état morbide profond des solides mêmes, ne puissent pas contribuer à rendre cette dégénérescence plus facile et à convertir l'inflammation d'une partie plutôt en gangrène qu'en suppuration, hépatisation, végétation pathologique, ou bien, produire la fonte des parties. Ces deux circonstances se trouvent réunies dans le scorbut qui, à mon avis, a deux caractères differens : d'une part, c'est le sang qui est incohérent ou moins facile à la coagulation; de l'autre, c'est la très-grande facilité de la part de l'inflammation à dégénérer bientôt en gangrène. Dans le scorbut en effet, et dans ses différens degrés, la plus légère écorchure de la peau, la blessure la plus superficielle dégénèrent bientôt en un état gangréneux. L'inflammation, pour cela chez les scorbutiques, n'en est pas moins un processus de stimulus, augmenté dans les solides ou dans les vaisseaux, qui ne manque pas d'imprimer, jusqu'à un certain point, un caractère phlogistique au sang. Mais ce n'est qu'avec peine et même faiblement que le sang con-

(125)

tracte ce caractère, aussi pour peu que l'inflammation soit violente, la partie prend-elle une couleur
violacée et livide, et passe-t-elle bientôt à la gangrène. Voici, à mon avis, un exemple (et il peut en
exister beaucoup de degrés et de modifications, sans
que pour cela, l'individu ait tous les caractères du
scorbut), dans lequel, quand malheureusement
une inflammation s'établit, la dégénérescence gangréneuse sera bien plus facile et bien plus rapide
que dans tout autre cas. Ayant enfin établit les conditions du *fond organique*, dans lequel, par une
cause quelconque, l'inflammation a lieu; le peu d'é-
nergie des phénomènes phlogistiques, l'aspect de
la partie enflammée, les symptômes et la terminaison de la maladie viennent facilement s'expliquer.
D'une part, comme en effet, chez les scorbutiques,
à cause de la faible propriété stimulante du sang,
du peu de susceptibilité des solides; l'activité artérielle et musculaire est ordinairement faible, ainsi
que la vibration du pouls; la réaction et la fièvre
qui, dans de pareilles conditions, accompagnent l'inflammation, doivent être peu de chose. D'autre part,
comme la dégénérescence grangréneuse, qui est
très-facile dans ces cas, par les motifs énoncés,
commence quelquefois par le fond de la partie enflammée plutôt que d'apparaître au dehors, elle y
développe un principe, que beaucoup de faits tendent à démontrer comme étant contre-stimulant, et
propre à déprimer principalement l'énergie du système artériel; aussi fournit-elle bientôt la source
secondaire de cette prostration des forces vitales,

que l'on observe communément dans ces sortes d'inflammations. Dans ces circonstances cependant, l'aspect des choses est, à beaucoup d'égards, bien différent de celui des inflammations nerveuses dont il nous reste à parler. Le désordre du sensorium et des nerfs, les tremblemens, les soubresauts, ne se développent qu'à l'approche de la gangrène, et par l'augmentation de l'action vénéneuse du principe gangréneux sur le système, tandis que j'ai vu des individus d'habitus-scorbutique, conserver intactes les fonctions des sens, quoique la gangrène se soit manifestée déjà à une jambe ou à un pied, atteints d'érysipèle, sans que les fonctions du système nerveux aient été altérées, à moins que la mortification des parties n'ait déjà été poussée à un haut degré [1].

§ 51. En cherchant à présent à considérer le deuxième genre de relation de la prétendue inflam-

---

[1] Parmi les exemples de cette marche de la gangrène que j'ai eu l'occasion d'observer, il me souvient de l'abbé Campagna et de l'abbé Tobbi de Parme ; le premier qui était traité avec toute la prudence et toute la pussion admirable par l'art qui distingue mon ancien ami de collége le docteur Mistrali, professeur de chimie chirurgicale de l'université de Parme ; le second était livré aux soins de mon bien bon ami le professeur Louis Ambri, enlevé, il y a quelques semaines, par une mort subite, professeur d'un jugement profond, dont la perte a mis le comble aux autres malheurs dont ma patrie a pu être victime ; un ami qui me fut d'une utilité si généreuse et d'une si grande consolation dans mes malheurs, celui enfin à qui il me sera bien permis de donner une larme à titre de reconnaissance, chaque fois que l'occasion pourra s'en présenter.

mation maligne, c'est-à-dire l'état des parties qui sont profondément attaquées par le processus phlogistique, je pense que le genre nerveux étant gravement troublé, ou profondément attaqué par une inflammation, il donne souvent lieu à ces nombreux caractères qui accompagnent ordinairement l'inflammation dite maligne. Mais l'état du malade à mon avis est bien différent, quand quelques filamens nerveux d'une certaine importance, qui fournissent à de nombreuses relations, sont seulement tiraillés, comprimés, ou irrités par le processus phlogistique; ou quand ce sont les nerfs mêmes qui restent idiopathiquement enflammés. Dans le premier cas, au milieu des plus violentes convulsions, des soubresauts les plus forts, ou au milieu d'une prostration générale du pouls et des forces, et sous les apparences les plus malignes ou nerveuses, l'inflammation (du diaphragme, par exemple, de la parotide de l'oreille, de l'utérus, ou de quelque autre partie dont le gonflement occasionne la compression de quelques ramaux de la paire vague ou de l'intercostal), l'inflammation, dis-je, procède aux suites ordinaires, telles que celles de la suppuration, l'adhérence et l'endurcissement des parties; le processus se conserve phlogistique jusqu'aux derniers momens, et le malade meurt sans que la partie ait été gangrenée, ou dans de terribles convulsions, ou par la paralysie de certaines portions nerveuses liées étroitement aux phénomènes de la vie. Dans le second cas, au contraire, quand les nerfs mêmes sont idiopathiquement affectés par le processus phlogis-

tique, non-seulement les phénomènes de la langueur la plus profonde se développent subitement,
mais les parties qui reçoivent la vie par le moyen
des nerfs enflammés, passent très-rapidement à l'état
de gangrène.

§ 52. Je ne saurais pas en expliquer positivement
la raison pathologique : mais il est de fait que la pulpe
nerveuse, étant elle-même enflammée, semble ne
devoir attendre aucune autre fin que celle de la gangrène. C'est sans doute bien à la gangrène que passe
l'inflammation d'une partie, quand cette inflammation ne commence pas dans l'appareil externe, ou ne se
propage pas dans les parenchymes celluleux, qu'elle
n'attaque pas les membranes ou les vaisseaux, mais
qu'elle frappe directement et idiopathiquement la
pulpe nerveuse. Il me sera permis d'expliquer à cette
occasion ce qui se passe : la pulpe médullaire étant
atteinte dans sa structure intime, toute action végétative doit manquer aux parties auxquelles les
nerfs qui leur sont affectés se distribuent ; ainsi
comme toutes les autres suites de l'inflammation, à
l'exception de la gangrène, supposent une végétation morbide, il est vrai, mais qui cependant est
toujours une végétation, la suppuration qui est
une espèce de secrétion ; la condensation, l'adhérence, l'endurcissement des viscères enflammées,
qui en sont les conséquences, nous reconduisent
encore à la végétation morbide, qui exige comme
suppose un degré excédant de vitalité, comme
dans une partie enflammée dont les nerfs ne sont
pas tourmentés par la distension ou le tiraillement,

mais souffrent par une altération idiopathique, il me semble que l'on ne doit attendre aucune autre fin que celle de la gangrène. Soit que dans une maladie quelconque le système nerveux soit profondément attaqué par une puissance phlogistique particulière, ou bien qu'il en soit atteint (comme peut-être dans certaines maladies contagieuses), par l'action élective d'un virus spécial pour la moelle épinière; il n'est pas extraordinaire qu'une inflammation qui se développe en portant une certaine atteinte sur la substance médullaire, ne passe bientôt à l'état de la gangrène. Dans ce cas les phénomènes de la phlegmasie ne seront que passagers, car les premières périodes de la maladie seront dans peu de temps accompagnées des signes propres à la prostration vitale, et bientôt suivies de la gangrène de quelques parties. Dans ces circonstances les indications sont si pressantes, les momens, s'il en existe, dans lesquels la phlegmasie peut être traitée, sont si courts, que j'estime que l'on doit regarder ces terribles affections, qui se manifestent presque simultanément et avec les premiers progrès de la maladie, comme étant supérieures aux moyens de l'art, et par conséquent désespérées.

S'il est question d'inflammation partielle, qui commence par tourmenter la substance nerveuse vitale de la partie même, comme quand de profondes et terribles douleurs précèdent la gangrène sèche ou spontanée, comme on l'appelle, ou bien celle qui est produite par le froid; alors dans ce cas l'apparition de la gangrène sur la partie affectée est également rapide et presque inévitable, et l'organisme n'est affecté que par suite de la propagation du principe gangréneux, ou par l'expansion plus considérable qui se fait de l'inflammation des nerfs. Le peu d'extension de l'affection nerveuse locale, ainsi que de la gangrène, pourra donner lieu à la séparation de la partie gangrénée, et isoler par la suppuration la partie morte de la vie générale.

§ 53. Dans tous les cas, que l'on veuille supposer que l'inflammation soit de nature dite maligne ou gangréneuse, ou bien que cette transformation terrible dépende de la violence de l'inflammation la plus pure, qui pénètre profondément et attaque idiopathiquement les sources de la force vitale, c'est toujours l'inflammation qui précède, qui doit fixer les regards pour la curation de la maladie, et ce processus consiste toujours dans une augmentation de stimulus, et n'admet aucun autre moyen curatif que la méthode anti-phlogistique. Ou bien il arrive qu'une inflammation, indépendamment de sa force, passe facilement à la gangrène, parce que par malheur elle s'établit sur un tissu organique facile à la faire dégénérer ainsi; mais aussi, dans une pareille occurrence, les momens utiles, l'époque de la maladie qui peut admettre un traitement n'offrent toujours qu'un processus phlogistique qui n'en est pas moins un processus de stimulus, une inflammation qui attaque un tissu où elle dégénère bientôt en gangrène. Ou bien nous entendons parler d'inflammation simple, développée au milieu d'un trouble nerveux extraordinaire, par le tiraillement ou l'irritation de quelques nerfs délicats, alors dans ce cas, il ne reste aucun doute sur la nature de la maladie, et sur les moyens à employer pour la traiter. Ou enfin il est question de dégénérescence gangréneuse, soit générale ou locale, spontanée, dirai-je ainsi, c'est-à-dire qui se développe presque avec les premiers phénomènes de la maladie par cette atteinte profonde, idiopathique de la substance nerveuse, dont je vous ai parlé. Dans ces cas horribles, à peine sera-t-il permis de suivre les progrès de la maladie, et de prévenir la dégénérescence gangréneuse qui se présentera à la première apparition de l'explosion phlogistique. Mais quand encore il serait possible d'agir à temps, les premiers phénomènes sont phlegmasiques, ils consistent dans un excès de stimulus ; ainsi, si ces phénomènes sont phlogistiques, aucune méthode curative ne saurait lui être plus utile que celle anti-phlogistique. Après avoir considéré l'inflammation dans toutes ses relations, jetez, jeunesse estimable, un regard sur les ouvrages des anciens ; peut-être y trouverez-vous le moyen d'allier les faits précieux en ce genre, que nous fournissent les auteurs les plus classiques, avec les maximes simples de la pathologie italienne.

CHAPITRE VIII.

Distinction de la prétendue malignité dans les inflammations, déduite de différences très-importantes.

§ 54. D'après l'analyse que j'ai essayée, de cet état, que dans certaines inflammations on appelle malin, et qui inspira à certains pathologistes l'idée de l'état putride, nerveux, adynamique et asthénique; après avoir bien considéré les différentes conditions pathologiques qui peuvent donner à une inflammation l'aspect, lui imprimer la marche, et la conduire aux suites de la malignité; on peut, pour la règle des médecins praticiens, dans des momens aussi pressans, distinguer les conditions susdites par les suivantes. *Première condition de l'inflammation appelée maligne.* — Quand une inflammation s'allume dans un tissu ou un appareil d'organes de misérable complexion, qui était tel originairement, ou qui s'est appauvri par une succession de maladies précédentes. — Nous ignorons en quoi consiste cette condition secrète de l'organisme, ainsi que la force de sécrétion; d'élaboration, de régénération, par laquelle, dans le scorbut, le sang est si peu coagulable, les os si faciles à se rompre, les plaies si difficiles à se cicatriser, et sur lesquelles au contraire, on remarque une végétation d'une substance fongueuse, où les lèvres mêmes de la plus légère et la plus récente blessure se réunissent difficilement, et que, d'une inflammation la plus aiguë, il se développe si subitement un état gangréneux. Ce serait une prétention de théorie très-inconsidérée dans l'état actuel des connaissances pathologiques, que de vouloir restreindre le scorbut aux limites d'une simple diathèse d'excès ou de défaut de stimulus. Il y aurait trop de phénomènes sans explication, la physionomie de cette maladie étant trop singulière. On serait à la vérité tenté de regarder le scorbut comme une maladie hyposthénique, ou par défaut de stimulus ; plutôt que de la croire d'un génie opposé, par tous les caractères qui se présentent, d'une tonicité amoindrie dans les vaisseaux et les divers tissus ; ainsi que par la langueur excessive des contractions musculaires. Mais, si cette maladie n'était uniquement qu'un défaut de stimulus, ou de contre-stimulus, pourquoi ne la traiterait-on pas par l'usage prompt et courageux, ou bien par l'emploi lent et graduellement augmenté des remèdes excitans ; comme les aromats, le musc, l'opium, l'éther, l'ammoniaque, ou bien par les viandes succulentes, les gélatines, les boissons spiritueuses et le vin ? Pourquoi au contraire obtient-on plus de succès par l'usage du suc de limon, une nourriture végétale, les acides minéraux, comme l'acide muriatique et autres semblables, dont l'utilité est reconnue dans une foule de maladies décidément phlogistiques ? Si, d'une autre part, le scorbut est une maladie purement hypersthénique, ou par excès de stimulus, pourquoi ne la combat-on pas par la saignée, les émétiques, les antimoniaux, les purgatifs et le nitre ? Quelle

force supérieure à celle des excitans et des déprimans ordinaires peuvent avoir le quinquina, l'acide
muriatique, l'air ambiant des collines, et le suc des
plantes crucifères ?

§. 55. En pesant bien les observations des autres
médecins, relativement à cette obscure condition
morbide (puisque le véritable scorbut est si rare
parmi nous, que l'on ne peut multiplier, répéter ni
varier les observations et les tentatives qui servi-
raient si bien à la connaissance de cette maladie);
en pesant bien, dis-je, les observations des autres
médecins, je me suis vu contraint de la placer dans
un des coins de mon cadre nosologique, jusqu'à ce
qu'une connaissance plus précise de sa nature ait
pu me mettre dans le cas de lui assigner une place
convenable. Je pense que cette maladie importante
se traite (autant qu'il est possible de la traiter radi-
calement) par des moyens dont nous connaissons
mal la valeur. Je pense enfin que cette condition,
parce qu'elle est en elle-même, ne peut pas tranquil-
lement se réduire à la simple idée de l'une ou l'autre
diathèse, et que personne ne la connaît autrement
que par le défaut de coagulation du sang, la difficulté de cicatrisation et de régénération, la fragi-
lité des os, par la couleur livide de la peau, la
mauvaise odeur des plaies, et enfin par sa facilité
à dégénérer en gangrène. Mais tout cela n'empêche
pas qu'un tissu si mal composé, une trame si fra-
gile, ne puisse s'enflammer. En effet l'inflammation s'allume quelquefois aussi chez les scorbutiques,
et nous sommes obligés de les traiter par la saignée

et de prévenir par ce moyen la funeste dégénérescence des parties enflammées; ayant débarrassé la première condition de la complication phlogistique qui lui était survenue, le reste de cette condition est cependant toujours le même, quand, par l'usage simultané et successif des moyens ordinaires dont nous ne connaissons pas la manière d'agir, on ne réussit pas à la vaincre. Il est donc toujours vrai que, lorsqu'un tissu d'une complexion scorbutique viendra à s'enflammer, que l'on verra paraître les conditions, l'aspect et la tendance à la prétendue malignité, s'il y a un peu de couenne sur le sang, elle sera légère. Il y aura moins de réaction et de sensibilité que dans l'inflammation ordinaire; le pouls sera moins vif et la fièvre moins forte; la couleur de la partie enflammée sera plus obscure; il y aura une très-grande tendance à la gangrène. Il est vrai cependant que celui qui est atteint d'une pareille maladie pourra moins facilement tolérer qu'un autre, qui n'aurait qu'une simple inflammation pourrait le faire, les évacuations; qu'alors on devra être très-circonspect sur la saignée, et préférer les contre-stimulans non évacuans, comme sont précisément les acides minéraux ou végétaux. Et il est encore vrai que l'inflammation même dans cette circonstance, comme les faits et l'observation nous le démontrent, ne permettra pas l'usage des remèdes excitans, tels que l'éther, l'opium ou le vin; on devra la traiter dans les premiers momens où elle sera susceptible de l'être, et avant qu'elle ne passe à l'état de gangrène, par la méthode anti-phlogistique. Ce qui est encore une preuve que l'inflammation, considérée en elle-même, quoique combinée à ce genre de malignité, est un processus de stimulus augmenté. *Deuxième condition de la prétendue malignité.* — Inflammation profonde et idiopathique du système nerveux. Ce mode ou cette marche de l'inflammation n'a point été, que je le sache, observé jusqu'aujourd'hui autant qu'on aurait dû le faire pour se rendre raison des différences immenses qui se présentent dans les affections nerveuses aiguës. On confond l'encéphalite et la névrite quand la phlogose attaque les méninges ou les enveloppes des nerfs et des filamens nerveux avec la phlogose qui attaque la pulpe cérébrale même, ainsi que la substance pulpeuse des nerfs. Dans le premier cas, la phlogose se limitant à la superficie externe des enveloppes, occasione une irritation, du trouble, par la pression ou la distension de la substance cérébrale ou nerveuse ; et enfin des convulsions, des soubresauts des tendons, des mouvemens irréguliers du cœur et des artères, ainsi que les contractions spasmodiques des muscles des articulations. Mais dans le second cas l'inflammation étant plus profonde et ayant attaqué la pulpe nerveuse même, elle tarit sur-le-champ la source de la vitalité des fibres musculaires dans lesquelles les nerfs affectés se distribuent, et annule bientôt toute l'énergie et tous les moyens de réaction du cœur et des vaisseaux. Dans le premier cas, la turgescence phlogistique des enveloppes enflammées augmentant, et enfin une compression nuisible en étant la conséquence, il en résultera une semi-paralysie des organes de la circulation, ou bien une paralysie des muscles des articulations, selon la portion cérébrale ou la série de nerfs des membranes qui seront atteintes du processus phlogistique. Mais il n'en résultera pas aussi facilement, ni aussi nécessairement la gangrène des nerfs mêmes ou des parties externes comprises dans l'inflammation comme dans le deuxième cas ou la substance médullaire est idiopathiquement enflammée. Dans le premier cas, l'inflammation ne s'éloigne pas de ses formes ordinaires; elle est encore susceptible de se terminer de diverses manières, capable de manifester suffisamment ses phénomènes, pouvant aussi se transporter des enveloppes nerveuses sur d'autres membranes ou sur d'autres viscères, susceptible aussi d'être domptée par une méthode curative hardie comme peuvent l'être les autres inflammations. Dans le second cas, au contraire, l'inflammation étant idiopathique dans la pulpe nerveuse, la maladie à une marche non-seulement très-rapide, mais encore particulière, qui fait autant par les motifs que nous avons déjà énoncés, que par ce que nous observerons plus bas, qu'elle est incapable d'une terminaison ordinaire, et est seulement susceptible de la fin la plus rapide et la plus fatale de toutes; enfin, si je ne me trompe, elle est incurable par sa propre nature.

§ 56. La méningite ou la phrénite, la spinite, la neurite, à quelque série de nerf qu'elles appartiennent, dépendent du premier genre ou mode d'inflammation du système nerveux, quand l'inflamma-

tion se borne aux membranes externes qui enve-
loppent le cerveau, la moelle épinière, ou les nerfs.
L'inflammation de quelque partie externe que ce
soit, ainsi que celle des viscères, comme le rhuma-
tisme, les exanthèmes aigus, la métrite, l'hépatite,
la pneumonite, appartient également à ce genre,
quand elle devient diffuse, et propage son action
sur les enveloppes ou du cerveau ou de certaines
portions du système nerveux. Quelques graves que
soient les phénomènes de prostration vitale ou de
l'émiplégie qui peuvent se développer, en augmentant comme je l'ai dit, la turgescence de membranes, ou produisant ainsi une périlleuse et fatale
compression de la pulpe nerveuse, les premiers
progrès de la maladie seront cependant marqués
par la manifestation, suffisamment durable, des
symptômes inflammatoires. Le pouls se conserve
fort pendant quelque temps. Le sang que l'on extrait présente encore des caractères suffisans de diathèse phlogistique. La maladie parcourt certaines
périodes : elle est encore curable malgré les phénomènes les plus alarmans; et malgré les convulsions
les plus atroces. Les convulsions mêmes, l'agitation
universelle démontrent plutôt les conséquences
d'une irritation et du trouble que les nerfs éprou-
vent, par l'effet de la compression de leur enve-
loppe enflammée, que la perte immédiate, ou prostration de la vitalité des parties. Quand bien même
par la phlogose compressive des nerfs appartenant
aux organes centraux de la circulation, leurs mouvemens deviendraient irréguliers ou languissans, ce

qui arrive presque tout d'un coup au moment où la
turgescence phlogistique devient compressive ; il
peut alors naître le plus grand contraste entre la
langueur vitale qui accable le malade, et l'état d'a-
gitation et de douleur dont il etait affecté les jours
précédens. Il n'est pas rare de voir les malades
échapper à cet état, quand l'inflammation des enveloppes nerveuses se communique aux parties
voisines de moins grande importance, qu'elle se
transporte, par exemple, des méninges aux parotides, ou à d'autres parties ; de manière que, dans
ce cas, les phénomènes phlogistiques qui d'abord
avaient de la peine à se manifester, se prononcent
nouvellement et même avec une plus grande vigueur.
De ces considérations déduites des faits que nous
avons chaque jour sous les yeux, il est trop évident
que, même dans ce genre d'inflammation des viscères ou des parties externes qui se propage sur
les membranes des nerfs, on peut remarquer les
caractères les plus graves d'une affection nerveuse,
sans que pour cela l'expression de nerveuse, dans
cette maladie, exprime autre chose qu'une altération dans les enveloppes des nerfs, par l'inflammation
la plus ordinaire et curable, tant qu'elle ne dépasse pas
certaines limites. Mais qui ne pourrait comprendre
qu'au contraire il peut arriver qu'un processus de
stimulus, excédant ou phlogistique, peut attaquer
directement le tissu même de la substance médullaire, ou s'y insinuer avec rapidité, transporté des
parties externes ? Qui n'a pas vu quelquefois passer
de l'inflammation à la gangrène la pulpe cérébrale,

une portion de la moelle épinière ou des nerf principaux? Que de causes pourront déterminer dans ces parties un processus dont la marche et les résultats ne peuvent être que funestes, précisément à cause de l'importance et de la nature de la substance qui est affectée?

§ 57. A ce second mode d'inflammation nerveuse, on doit rattacher toutes les inflammations, soit internes ou externes, qui s'insinuent profondément et attaquent la pulpe même du système nerveux. Ce second mode d'inflammation ayant lieu, l'apparition de la maladie doit être immédiatement fatale. On aura pendant quelques instans de très-faibles et souvent aucune apparence de symptômes phlogistiques, parce que la pulpe même du cerveau ou des nerfs importans, étant affectée, les conditions de la vitalité, et enfin les propriétés de réaction sont enlevées immédiatement aux organes de la circulation. Et, comme le mouvement artériel dépend d'elle, il résulte que dans de pareilles maladies, la fièvre est presque nulle, et la condition du sang, qui ne manifestera que peu ou point de caractères inflammatoires, sera en rapport avec cet état de langueur de réaction. Les saignées ne deviendront utiles que dans la première période ou quand il s'agit de cas très-graves dans les premiers momens de la maladie, quand la phlogose pourra être supposée ne pas s'être encore établie dans la pulpe nerveuse, d'autant mieux que les organes vitaux, à cause de la diminution de leur contractilité vitale, menacés de syncope, pourraient l'être davantage, si on leur soustrayait immédiatement leur stimulus naturel. Mais dans ces cas graves, où la partie interne du système nerveux, ou de quelques unes de ses portions importantes, est affectée idiopatiquement par le processus phlogistique, non-seulement les saignées ne sont point indiquées, mais à mon avis, elles sont aussi inutiles que toutes les autres tentatives, parce qu'un tel état de chose est nécessairement fatal; la maladie prévient tous les effets des méthodes de traitement les plus rationnelles. Les malades meurent inévitablement, malgré toutes les méthodes curatives, avec cette différence cependant, que dans les premiers progrès de la maladie, quand ils ne sont ni trop violens ni trop rapides, que le processus n'est pas immédiatement interne dans la pulpe vitale, qu'il est borné aux enveloppes externes, la méthode anti-phlogistique peut encore être utile, tandis qu'au contraire, l'usage des excitans précipite et décide les funestes progrès de l'inflammation. Si, comme nous l'avons dit dans le chapitre précédent, telle est la tendance de l'inflammation idiopathique de la substance médullaire à la gangrène, qu'elle ne paraisse pas susceptible d'une autre terminaison, il n'est pas étonnant que ceux qui sont atteints d'une phlogose si funeste meurent non-seulement par défaut de vitalité artérielle et d'excitation, mais encore que l'on remarque dans les cadavres, des traces manifestes de dégénérescence gangréneuse, et que toutes les parties qui ont participé à la phlogose ou à la turgescence phlogistique ne soient gangrénées. Il est à remarquer, comme je l'ai déjà indiqué plus haut, que la pulpe de la moelle épinière ou des nerfs, pour cause d'inflammations mêmes simples et traumatiques, dans un corps robuste et arrosé par les fluides les plus purs, passe très-facilement à l'état de gangrène. C'est pourquoi je serais presque tenté de croire que, quand une partie externe quelconque, par la violence de l'inflammation, même chez un sujet bien constitué, passe à la gangrène (ainsi qu'à la suppuration ou à des végétations morbides), que l'inflammation s'était établie d'abord dans la pulpe médullaire des nerfs chargés d'apporter la vie à la partie, ou que le processus phlogistique avait pénétré, ou s'était répandu dans cette pulpe, avant qu'aucune suppuration ou végétation n'ait été formée dans la partie. De toutes manières, soit que l'on traite des inflammations internes idiopathiques de la substance nerveuse, accompagnées subitement des symptômes de la prostration et de la malignité, et que bientôt elles frappent de gangrène quelques parties; soit que l'on parle d'inflammations violentes gangréneuses provenant des parties externes, de pareilles maladies, ou ne sont plus curables, dès qu'elles se manifestent, ou si elles sont susceptibles de quelque guérison, c'est seulement au moyen d'un traitement anti-phlogistique, adapté aux circonstances et destiné à arrêter, sans retard, les premiers progrès d'un processus si terrible.

Quelque soit donc le cas de l'inflammation dite maligne ou nerveuse, il est certain que ce processus tant qu'il existe, quand ce ne serait que pour quelques instans, est toujours un processus par accroissement de stimulus. Il est constant que malgré tous les phénomènes de nature nerveuse qui l'accompagnent, malgré l'aspect de faiblesse qui s'y associe, et malgré tous les obstacles qui empêchent la manifestation des symptômes phlogistiques, que l'inflammation ne cesse pas d'être toujours semblable à elle-même dans les lieux qu'elle attaque. Ou l'inflammation en effet s'allume dans des tissus mal disposés par suite de conditions scorbutique, ou autres affections semblables qui tendent facilement à la dégénérescence gangréneuse, quoiqu'il en soit, cette terminaison subite ne détruit pas la nature ni le génie phlogistique du processus qui l'a précédée. D'un autre côté, la faiblesse de la réaction artérielle et des symptômes phlogistiques ou fébrils chez les scorbutiques, indique bien que la fibre musculaire et le tissu artériel chez ces individus, ne sont pas capables de la même action et du même feu comme ils le sont dans les autres; mais le peu qu'ils possèdent et qui suffit cependant à conduire les parties à la gangrène est toujours un feu, c'est toujours un degré relatif de stimulus excédant. Ou l'inflammation attaque dès son principe la substance médullaire, ou les portions centrales du système nerveux, ou les nerfs d'une partie, de sorte que la vie manque subitement aux artères, et détermine la gangrène qui suit rapidement les premiers traits de l'inflammation, qui n'a pas le temps d'aller plus loin; alors dans ce cas la gangrène pourra bien être irréparable, la maladie pourra bien résister à toutes les méthodes ; mais cela n'empêche pas de croire que si dans les premiers momens cette inflammation était capable de traitement, ce ne serait toujours que par la méthode antiphlogistique, puisqu'elle exprime toujours un excès de stimulus, quoiqu'il ne soit que momentané. Que si l'inflammation est accompagnée de symptômes nerveux, par cela seul qu'elle est répandue sur les membranes du cerveau et sur les enveloppes nerveuses ; si par cela même, d'après la série des nerfs affectés et comprimés par la turgescence phlogistique des membranes, la manifestation artérielle des symptômes phlogistiques est totalement empêchée, cela ne change pas davantage la nature, le génie ou la diathèse de l'inflammation. Et si enfin, quelques parties du système nerveux, sans être enflammées, mais par la seule compression de quelques filamens considérables, occasionée par une tuméfaction inflammatoire d'une partie quelconque, il vient s'associer à cette inflammation des convulsions graves ou autres symptômes funestes, cette inflammation ne cesse pas d'être ce qu'elle aurait été, si certains nerfs n'avaient pas été comprimés. L'exemple de ce qui arrive par l'intumescence la plus pure, la plus inflammatoire d'une parotide ou du diaphragme, justifie suffisamment mon assertion. D'après les différentes distinctions déduites des faits, on comprendra le défaut de proportion entre les symptômes et les effets phlogistiques dans certaines inflammations, et la facilité à la dégénérescence gangréneuse, l'inconvenance des grandes soustractions de sang, quoique l'usage des remèdes excitans soit pernicieux, et l'avantage des acides végétaux et minéraux, ou autres remèdes contre-stimulans, quoique la saignée repetée soit nuisible, et dans d'autres cas l'inutilité des efforts que l'on peut faire, et l'irrégularité des phénomènes; ainsi que celle des effets et des caractères phlogistiques du sang, selon le lieu où l'inflammation existe et où elle transmet ses effets; ainsi que la série immense de symptômes et de formes différentes, le passage visible ou la transmutation de la diathèse, la réunion apparente de contradictions pathologiques, dont il n'a pas encore été question. Comme il est reconnu, et si je ne me trompe, comme il est prouvé, que l'inflammation considérée en ellemême dans les lieux qu'elle affecte, tant qu'elle est *sui generis* avant ses suites et abstractions faites, précisément tant de conditions souvent opposées, qui la firent naître, que des simptômes divers qui d'après les raisons que nous en avons données peuvent s'y associer, est toujours un processus par excès de stimulus; c'est par cette raison qu'étant inflammation, elle ne peut pas être et n'a jamais été une affection par défaut de stimulus.

§ 59. Et ne croyez pas, par les motifs et les maximes que je vous ai exposés sur la nature toujours identique du processus phlogistique, malgré l'appareil de faiblesse pathologique grave ou de malignité dont il s'entoure, et malgré sa transformation aussi terrible que rapide à l'état de gangrène, que j'aie été conduit spontanément à ma manière de voir, par quelque prévention contre les maximes généra

lement adoptées. J'avais aussi adopté comme mes
contemporains, d'après les principes des meilleures
écoles, l'idée à laquelle la pathologie d'alors ne permettait pas d'apporter aucun doute; que l'inflammation pouvait avoir plusieurs figures, et être parfois
curable par la saignée et les anti-phlogistiques, et
d'autres fois par le vin, le musc et les alexipharmaques. Plusieurs ouvrages des auteurs classiques
de médecine pratique, ceux même dont la philosophie moderne, ce fruit de la progression nécessaire
de l'esprit humain qui nous a enseigné à mieux connaître les valeurs; ces ouvrages, dis-je, semblaient
confirmer la distinction que nous avions admise.
L'appareil symptomatique de l'inflammation appelée maligne semblait encore nous forcer à souscrire
à une pareille maxime, il devait sans doute la dicter
entièrement dans un temps où les symptômes avaient
aux yeux des médecins autant de valeur pour déterminer la nature d'une maladie, qu'aujourd'hui ils
en ont peu. La doctrine de Brown, qui nous aveu-
glait par une lumière trop vive, ne nous permettait
presque plus de sentir ni d'apprécier ce que conte-
naient de grand et de vrai les livres des médecins
anciens, elle confirmait sous d'autres noms et avec
un despotisme plus grand l'idée pathologique des
deux inflammations. Ce ne fut pas, dis-je, par un
mouvement spontané ni par prévention que je voulus sortir de la foule, et tenter, il y a déjà quinze
ans, l'entreprise audacieuse de démontrer la nature
toujours identique du processus phlogistique. Je
fus, malgré moi, forcé de douter de la vérité

des maximes communes en voyant périr une grande
partie, ou pour mieux dire, tous les malades affectés de pneumonites ou d'angines malignes traitées par les remèdes excitans, ou par une méthode
mixte et contradictoire. C'était pourtant bien par la
méthode contradictoire que l'on traitait ces maladies
avant l'époque brownienne. Cullen cependant disait : « Fere omnes quos angina maligna afficiat mo-
« riuntur ». Et Guillaume Dangers dans sa dissertation inaugurale *de anginæ malignæ Ætiologia*, publiée à Gottingen en 1782 déclarait ouvertement que :
« Quidquid ad hujus morbi curationem prædicave-
« rint varii, evasisse quidem nonnullos ægrotantes
« putamus, tam leviter adfectos, ut etiam sine ullo
« remedio evasuros fuisse credendum sit, graviùs
« vero adfectos plerumque interiisse ».

La méthode exclusivement stimulante, adoptée
dans le traitement de ces inflammations, d'après les
préceptes de Brown, me confirma dans mes doutes ;
car je proteste n'avoir jamais vu guérir une seule
pneumonite ou une angine, ayant les caractères as-
signés à la malignité, par l'emploi de cette méthode ;
tandis qu'à l'opposé ; dans les mains des médecins
attachés aux anciens principes, j'ai vu guérir quelques-unes de ces affections par l'usage, à la vérité,
du quinquina ; mais en même temps du tamarin,
des acides végétaux et minéraux, à grande dose,
ainsi que de l'émétique, dans beaucoup de cas, répété
plusieurs fois. C'était un contraste qui ne pouvait
pas être indifférent pour quiconque se proposait d'é-
tudier d'une manière particulière cette partie impor-

tante de la pathologie, quand on voyait que malgré l'usage de l'éther, du musc, du laudanum et du vin dans toutes les fièvres ou affections exanthématiques qui avaient l'apparence nerveuse, il survenait une malignité qui ne paraissait pas, ni préexister, ni être préparée ; que beaucoup de malades devenaient angineux, avec aridité de l'arrière-bouche, qui bientôt était recouverte d'une épaisse mucosité, ou d'apthes gangréneuses ; enfin que l'inflammation s'établissait à la région sacrée, et dégénérait bientôt en gangrène, s'accompagnant de l'appareil le plus redoutable, tel que les tremblemens nerveux, et les soubresauts des tendons, tandis que beaucoup de fièvres, qui, à leur début, avaient manifesté les mêmes symptômes, traitées par d'abondantes boissons aqueuses, la crême de tartre, les antimoniaux, le nitre, le tamarin, les sangsues et les purgatifs, ne dépassaient pas dans leur cours les bornes dans lesquelles elles semblaient s'être restreintes dès le début, et ne présentaient jamais, ou du moins que rarement les métamorphoses et la succession de phénomènes des malignité dont nous avons parlé. Cependant l'ouverture des cadavres, après ces fièvres nerveuses malignes ou asthéniques, comme on voudra les appeler, convertissait le doute en certitude. En s'en rapportant à l'idée reçue de la malignité ou de l'hyposthénie de Brown, la nécropsie devait présenter les produits de l'atonie ou de la dégénérescence gangréneuse : et cependant on retrouvait fréquemment les caractères du processus inflammatoire, ainsi que ses produits, aussi saillans que l'on pourrait prétendre les rencontrer dans le processus le plus récent, par accroissement de stimulus. Quand enfin de jour en jour l'expérience affermissait l'opinion de l'action contre-stimulante de beaucoup de remèdes, cela me fit comprendre comment le tartre stibié, le nitre, l'acide sulfurique, la myrrhe et le vinaigre devenaient utiles par l'emploi que l'on en faisait, dans les angines malignes, la variole confluente, et dans toutes les phlogoses réputées pestilentielles par les médecins le plus en réputation; c'est alors que l'idée de la phlogose asthénique perdit à mes yeux tout le reste de sa valeur, que je reconnus l'erreur, et que je m'appliquai à rechercher par quels moyens l'inflammation pouvait rester cachée sous l'aspect d'une hyposthénie : par quelles conditions elle dégénérait facilement en gangrène, quoique n'étant dans son origine qu'un processus de stimulus; et par quelles circonstances la guérison pouvait en être impossible ou du moins très-difficile, même par les moyens anti-phlogistiques, sans que cependant on ait pu conclure en faveur de la méthode excitante. La décoction de quinquina dont les anciens firent souvent usage dans l'angine et la pneumonite maligne, et que l'on applique en substance sur les plaies qui menacent de dégénérer en gangrène, présentait encore un doute, que des observations ultérieures ont enfin dissipé depuis quelques années dans nos contrées. Déjà le mélange que les anciens médecins faisaient de la décoction de quinquina avec les remèdes reconnus aujourd'hui être sans aucun doute contre-stimulans, offrait bien,

parmi tant d'exemples, celui d'un traitement contradictoire, mais ne pouvait pas servir à démontrer
l'avantage de la méthode stimulante dans les affections gangréneuses. Ces anciens praticiens, qui avaient
tant de confiance dans le quinquina, employaient
simultanément l'acide sulfurique et les acides végétaux intérieurement; à l'extérieur, ils faisaient usage
du quinquina, auquel ils ajoutaient la myrrhe, ou
lui substituaient l'écorce de chêne ou le sel ammoniaque; et ils proscrivaient sévèrement l'usage du
vin et des alexipharmaques, ainsi que l'usage externe
des remèdes stimulans ou échauffans. Les idées thérapeutiques sur la manière d'agir du quinquina ont
été poussées plus loin, quand on a vu (et j'ai souvent
eu l'occasion de le démontrer dans ma clinique),
que les effets de cette écorce sont nuls ou insensi-
bles, quant à ce qui concerne l'accroissement de
l'excitation, et que son action mystérieuse se borne
à interrompre le phénomène également caché des
retours périodiques d'affections décidément intermittentes; et cette inefficacité du quinquina pour
accroître le stimulus est journellement et de plus en
plus démontrée dans ces fièvres pernicieuses qui do-
minent principalement dans la campagne de Rome,
avec des caractères tels, que pour sauver les malades, il faut avoir recours à des saignées copieuses.
Ce fébrifuge à l'aide duquel on parvient à rompre
la périodicité, n'exerce pas une action excitante,
ou, s'il en exerce une, elle est si faible, qu'elle ne
trouble pas l'action non équivoque, ainsi que les effets des déplétions sanguines. Sarcone employait

dans les fièvres pernicieuses de fortes doses de quinquina, en même temps qu'il faisait pratiquer la saignée ; et moi-même, je me suis servi avec un grand
avantage d'une semblable méthode dans différens
cas de fièvres périodiques soporeuses. Ainsi on peut
bien soutenir que le quinquina employé dans les
cas d'angine maligne, la variole, ou dans la pneumonite de pareille forme, quel que soit l'avantage
que l'on en retire, n'exerce aucune action stimulante, ou du moins elle est si faible, qu'elle ne saurait l'emporter sur l'action déprimante des autres
remèdes qui sont employés simultanément. L'illustre
de Haen avait aussi reconnu que le quinquina agissait comme fébrifuge dans toutes les conditions et
dans toutes les diathèses, sans rien déranger à l'action des autres remèdes. Le célèbre Ramazzini a été
plus loin, en démontrant que le quinquina était
nuisible dans les maladies où la fibre avait besoin
d'être excitée ; et qu'il était au contraire utile dans
les constitutions épidémiques, où les excitans et le
vin étaient nuisibles.

§ 60. Puisque vous vous dédiez à une étude aussi
utile qu'elle est agréable, il ne vous sera pas difficile,
jeunesse studieuse, d'apprécier combien la lecture
des anciens praticiens a pu m'être utile, tant pour
concevoir les maximes les plus importantes que je
vous avais déjà exposées sur l'inflammation, que pour
me convaincre davantage de leur vérité. L'idée d'inflammation, comme processus de stimulus toujours
identique, quel que soit le fond où elle s'allume, le
cours des symptômes qui l'accompagnent et la dégé-

nérescence qui lui succède, avait soutenu l'opinion
que je crois avoir confirmée par les faits, que ce n'est
pas par le processus phlogistique même, mais à cause
de la texture du fond où il s'établit et des parties
qu'il occupe que dépend la plus ou moins grande
manifestation des phénomènes qui appartiennent à
un processus phlogistique. Nous savons du reste que
l'existence de certaines fièvres et inflammations n'é-
chappa pas à Aetzius, comme l'a fait remarquer
Brendel en disant : « Quum æstus phlogisticus inte-
« riora teneat, febris exigua est, pulsus manent aut
« naturales, aut debiles, et externa phenomena aut
« minima sunt aut nulla ». Mais Aretée explique bien
plus clairement certains phénomènes et est à mon
avis bien plus d'accord avec les maximes que nous
avons exposées quand, en parlant de l'angine maligne il dit : « Est anginæ species qnæ locis collapsis
« et submissis efficitur, sed interius compressio ma-
« jore strangulatu discrutiat, ut interna inflammatio
« ad cor usque pertinere videatur, huicque celerrime
« occurrendum est, nam celerrime ægroti rapiun-
« tur ». Et que n'a pas dit avec toute la clarté possible,
notre immortel Baglivi afin de détruire dans la masse
du vulgaire des médecins, la fausse idée de malignité
par laquelle on s'autorisait à employer les remèdes
stimulans. « Abusus accusandi fictam quamdam in
« morbis malignitatem medicis frequenter impo-
« nit...... errores hinc in methodo curativa commit-
« tunt per quos morbus graviter exacerbatur.... Ma-
« lignitatem medicamentis calefacientibus aggre-
« diuntur, quibus non solum non submovetur, sed

« viscerum inflammatio magis magisque adaugetur ».
Le grand Sydenham prit à tâche, comme on le sait,
de démontrer comment la peste même ou le bubon
pestilentiel réputé comme la plus maligne et la plus
gangréneuse des inflammations, dérivait de l'état
phlogistique du sang, malgré les phénomènes externes par lesquels elle était masquée ou restait équivoque. Les invectives même de Sydenham lancées
contre l'idée de la malignité comme étant une maxime
d'autant plus funeste au genre humain qu'elle faisait
substituer dans le traitement de beaucoup de maladies les remèdes alexipharmaques à la saignée et aux
réfrigérans, avaient le même but. Telle fut aussi la
tâche de Dehaen, de Stoll, et de tant d'autres profonds et célèbres praticiens qui ont amplement démontré que la condition profonde de certaines fièvres
et inflammations typhoïdes, parce qu'elles manifestent à l'extérieur les phénomènes de la faiblesse,
n'en est pas moins phlogistique.

§ 61. Si enfin il est question de la méthode curative des anciens, dans les prétendues fièvres malignes, on la voit comme je l'ai déjà dit, composée
en grande partie des remèdes évacuans ou anti-phlogistiques, considérés déjà depuis long-temps comme
tels, ou reconnus depuis, comme ayant une action
contre-stimulante ou dépressive. La méthode de traitement déclarée comme excellente par l'illustre Bos-
siéri, qu'employait le célèbre Méad dans l'angine maligne, consistait d'abord en quelques saignées; ensuite
venaient les clystères émoliens, les boissons abondantes, ainsi que l'application fréquente du garga-

risme anti-phlogistique. Non-seulement Sydenham recommandait la saignée dans les inflammations pestilentielles, mais encore à l'exemple de Botal il provoquait courageusement les déplétions sanguines, par lesquelles au milieu de la plus grande postration des forces, une grande quantité de malades avaient été retirés des bras de la mort, où ils auraient indubitablement été précépités par l'usage des excitans. Alexandre de Tralles et Settala, qui observèrent autant les fièvres exanthématiques et les inflammations revêtues du pernicieux costume de la malignité, et qui de leur nature ont une si grande tendance à la gangrène, reconnurent par le fait de l'expérience, et recommandèrent comme très-utile, la saignée faite avec d'autant plus. de promptitude que l'on s'apercevait que la marche de l'inflammation était précipitée, et s'accompagnait d'un caractère de malignité. L'illustre Quesnay, dans son important ouvrage sur la gangrène, quoiqu'il se soit montré incertain sur la continuation de la méthode anti-phlogistique, parce qu'il se trouvait entraîné par les diverses suppositions qui découlaient de la pathologie humorale du temps, ne dissimulait cependant pas, que la saignée était de tous les moyens, le plus convenable pour prévenir le passage des inflammations malignes à la gangrène. Huxham dans son traité de l'angine maligne, malgré toutes les contradictions et le mélange de remèdes opposés qu'il nous offre dans sa méthode curative, ne laisse cependant pas de recommander comme remèdes approuvés par l'expérience et très-avanta-

geux, les émétiques, les purgatifs, les mixtures salines et les gargarismes de propriété anti-phlogistique. Le célèbre Boissier de Sauvages recommande
les saignées répétées même coup sur coup, les émétiques antimoniaux, le nitre, la scille et les boissons
anti-phlogistiques. Que pourais-je vous dire de
Maximilien Stoll, pour démontrer la conformité de
ce praticien illustre avec les principes pathologico-
pratique que je soutiens? En parlant de l'angine
maligne et des symptômes qui semblent justifier
une méthode de traitement propre à relever les
forces, «optimum (dit-il), optimum cardiacum emeto
catharticum est : stimulantia nihil emmendant, sed
mirum quantum fictitiam hanc debilitatem adau-
gent.» Vogel même, dans le traitement des angines
malignes, ainsi que des péripneumonies, de même
caractère, déclare non-seulement utiles, mais même
indispensables, les cathartiques et les vomitifs. Gri-
maud en parlant du traitement propre à détruire
cette tendance à la malignité dans les maladies aiguës, conseille d'après sa propre expérience et celle
de Simps, l'application du froid. Hunter, dans l'inflammation maligne et gangréneuse, déclare ouvertement, comme étant hors de toute voie médicale, tout médecin ou chirurgien qui pour relever
les forces, accroissent par les applications internes
ou externes de remèdes alexipharmaques, ou excitans, l'activité morbide et le stimulus. Grandt en
soumettant l'idée d'inflammation maligne, à quelques distinctions, n'exclut pas le cas où cette terrible
maladie réclame la saignée; Chomel plus courageux

que Grandt la rend indispensable : et l'illustre Borsiéri assujettissant cette matière difficile à l'analyse profonde qui caractérise ses ouvrages, et en s'éclairant de la lumière des anciens et de sa propre observation, non-seulement n'exclut pas la saignée dans l'angine maligne, mais il la regarde comme nécessaire, et recommande ensuite l'usage des émétiques et des cathartiques, les acides végétaux et minéraux, et enfin les remèdes reconnus comme ayant une propriété anti-phlogistique. Et quels documens pourais-je rapporter à cette occasion, qui soient plus démonstratifs que ceux qui concernent la fièvre jaune d'Amérique? S'il existe un phlogose qui dégénère rapidement en gangrène, s'il y a au monde une inflammation maligne, c'est certainement la phlegmasie gastro-hépatique qui dans les accès de la fièvre jaune dégénère le plus souvent en gangrène dès le quatrième jour, et quelquefois dans les 24 heures. Cependant si la maladie fournit le temps convenable pour que l'on puisse la traiter, s'il est possible de prévenir cette dégénérescence maligne, on l'obtient par la méthode anti-phlogistique, et même par des applications réitérées de la saignée, comme nous l'apprenons par les écrits des meilleurs médecins anglais, et par les cures merveilleuses obtenues par Rush en Amérique, et par beaucoup d'autres, à l'aide des saignées copieuses.

Tant d'observations, tant de faits et tant de préceptes ne pouvaient pas avoir une grande influence sur la marche de la doctrine, dans les temps antérieurs au système de Brown : parce que à cette époque les faits étaient considérés détachés les uns des autres, et l'isolement et le défaut des principes généraux de la diathèse, empéchaient de les voir dans leurs relations générales. Ces faits ne pouvaient avoir ni valeur ni crédit dans le temps de Brown, parce que le langage auquel ils étaient soumis, et la théorie qui venait s'y mêler les faisaient rejeter sans examen, et indistinctement. Il fallait tout le calme qui a succédé à l'enthousiasme de la doctrine de Brown, ainsi que la comparaison tranquille de l'observation et des doctrines de tous les âges, les progrès d'une saine philosophie, et le temps, pour pouvoir mettre tant de faits en rapport.

CHAPITRE IX.

Examen des argumens du célèbre professeur Scavini, de Turin, pour soutenir la défense de l'inflammation asthénique.

§ 62. LES faits que j'ai produits, examinés de tous les côtés et dans toutes leurs relations; les argumens que j'ai développés pour soutenir une thèse d'une aussi grande importance pour la pratique comme celle de l'identité de l'inflammation, renferment peut-être la solution de certaines difficultés qui m'ont été opposées dans ces dernières années. L'illustre professeur Scavini de Turin (qui a suffisamment mérité de la pathologie par ses *Recherches sur les parotides*, ainsi que par son *Essai sur l'inflammation et celui de la goutte*), avait droit à ce chapitre; et je sentais depuis long-temps le besoin de répondre aux objections faites par lui avec tant d'urbanité, dans l'essai qu'il publia sur l'inflammation (dernière édition) contre le principe que je soutiens, que la phlogose exprime toujours un excès de stimulus. Peut-être aujourd'hui mon savant correspondant aura-t-il apprécié comment, dans les chapitres précédens, se trouve préparée la solution de ses doutes ingénieux, par l'analyse, précisément, des argumens sur lesquels on a cherché à fonder l'idée de la phlogose asthénique. Il me semble, au moins, que les principales difficultés, et les observations auxquelles elles se rattachent ont un grand rapport

avec celles qui jusqu'à présent ont été l'objet d'un
patient examen ; je me flatte, par cette raison, que
la distinction de ce que l'inflammation est en elle-
même, avec les résultats auxquels elle peut donner
lieu, provenant de la même source, pourra fournir
un motif de persuasion, même au professeur de
Turin.

§. 63. « Inflammatio asthenica primitiva » (ainsi
s'exprime Scavini dans unouvrage qu'il cite dans son
Précis historique de la doctrine de l'inflammation).
« Inflammatio asthenica primitiva nec rationi, nec ob-
« servationi repugnat. Captu enim facile est sub datis
« quibusdam circumstantiis capillarium arteriarum
« partis cujuspiam vires vitales ita imminutas iri,
« ut sanguis quem illæ paullo ante (jam docente
« Galeno) alliciebant, et activo quodam modo ex-
« surgebant in illum reacturæ majori nunc copia
« in illas confluat, et intrudatur, easque citrà
« tunicarum perfectam atoniam aut paralysim, aut
« textus alterationem, repleat et distindat partem-
« que in tumorem attollat. Caloris hinc sensus
« aliquis dolorisque producitur quidem, sed nec
« calor belle purpureus, nec calor naturali multo
« major est, nec pulsatilis dolor, nec humor tactui
« adeo dolens, renitensque habentur, ita ut ab at-
« tento clinico discerni facile queat, statum hunc
« longe distare ab illo sthenicæ inflammationis, ut
« jam ab illustri Quesnaejo notatum fuit... Et asthe-
« nicas revera hujusmodi inflammationes, ut alio no-
« mine insignitas, et viderunt, et tractarunt clinici
« cordatissimi et ipsemet vidi (cum vel sine febri)

« excitanti apposita methodo feliciter sanatas. »
Mais cet état *passif* présente à mes sens une toute
autre idée que celle des caractères, ou les extrêmes
de l'inflammation. Une surcharge de sang, ou autre
fluide accumulé dans une partie, soit par atonie ou
relâchement des vaisseaux ou des membranes,
pourra bien (quand elle est au point d'occásioner
une violente distension) engendrer le stimulus, et
être cause indirecte de l'inflammation. Mais cette
surcharge n'est pas encore l'inflammation; on ne
peut la considérer comme telle, à moins que de
vouloir appliquer le nom d'inflammation à toute
autre chose qu'à celle à qui il appartient. Donnerait-
on le nom d'inflammation à un œdème, ou collection de lymphe dans le tissu cellulaire, qui provien-
drait d'une compression mécanique qui empêcherait
son retour dans les vaisseaux lymphatiques? Il pourra
cependant bien arriver qu'à la longue, et par la distension excessive du tissu cellulaire et de la peau, il
survienne une inflammation, un érysipèle. Mais la
collection et le gonflement œdémateux ne sont pas
encore l'inflammation; et si, ayant enlevé l'obstacle
mécanique, il reste encore du relâchement dans le
tissu cellulaire par une distension longuement soutenue, il deviendra utile de lui rendre sa vigueur
par l'application de remèdes stimulans; la scène sera
bien différente si, par le tiraillement des fibres, il est
résulté une inflammation, puisqu'il faudra alors avoir
recours à tout autre moyen curatif. La différence qui
existe entre le gonflement d'une collection de liquides
non phlogistique, et la phlogose qui succède à la dis-

tension est assez remarquable. Les symptômes phlogistiques (chaleur, rougeur, douleur, pulsations, etc.)
que le professeur Scavini indique comme manquant
dans le premier état, se développent très-bien dans
le second, s'ils ne s'y montrent pas, nous n'avons
aucun motif de croire que la partie soit enflammée. La
distension étant légère, le sujet peu excitable, et la
phlogose étant peu intense, par l'un et l'autre motif,
les phénomènes phlogistiques seront également de
peu d'importance : il n'y aura pas de fièvre, ou elle
sera légère ; alors il pourra se faire que les excitans
appliqués sur la partie soient plus utiles au tissu cellulaire qui n'est point encore enflammé, que nuisibles dans le cas ou l'inflammation ne serait que
commençante. Voici, je crois, l'explication d'autant
de contradictions sur la valeur des méthodes em-
ployées sans inconvénient dans beaucoup de maladies légères. Mais si l'inflammation qui a lieu par
suite de la distension d'une tumeur froide, arrive
cependant au plus haut degré (comme nous le voyons
souvent survenir aux extrémités œdémateuses chez
les hydropiques), si l'ardeur de la phlogose, quoique
provenant d'une distension *d'origine passive*, s'y établit avec force, ne sommes-nous pas contraints de
la calmer, et d'avoir recours aux applications anti-
phlogistiques, au froid et au mélange d'eau et de
vinaigre ? Dans cet état de chose, ne se développe-
t-il pas le plus violent phlegmon ? et pouvons-nous
croire qu'une légère phlogose, produite par la distension, soit *asthénique* par cela seul qu'elle est
légère ? Pouvons-nous la croire d'un génie différent

de ce qu'elle serait si elle était à un plus haut degré
de force? Au reste, si cet état d'atonie, de relâchement et d'engorgement, auquel on appliquerait à
tort l'idée et le nom d'inflammation, peut persister
sur une partie qui a été enflammée; et s'il peut être
traité avantageusement par les excitans, cela peut,
selon moi, s'appliquer au tissu cellulaire, aux membranes qui ont souffert une longue distension, sans
que pour cela ils aient été enflammés, puisque le
processus vraiment inflammatoire n'attaque pas toujours idiopathiquement toute l'étendue d'une partie
que nous voyons gonflée. Il reste enfin prouvé que
les parties, les fibres, les vaisseaux, qui furent eux-
mêmes enflammés, loin de rester dans un état
d'atonie ou de moindre sensibilité, conservent au
contraire, comme un résultat inévitable de l'inflammation, pendant long-temps au moins, un degré
plus grand de sensibilité et d'irritabilité.

§ 64. L'autre genre d'objections qu'a élevé contre
mes principes le professeur de Turin, se rapportait
aux inflammations accompagnées d'une légère manifestation des symptômes phlogistiques, marquées
par une couleur rouge foncé, de la partie affectée,
passant en très-peu de temps à l'état de gangrène,
et si bien décrites par le célèbre Quesnay. Il a déjà
été suffisamment question de ces inflammations
dans les chapitres précédens, et je crois y avoir
assez démontré que le passage à la gangrène ne
prouvait pas une diminution dans l'action morbide
qui l'avait précédée. Je me flatte d'avoir démontré
comment il se fait que, quelle que soit la condition ou

des solides ou des fluides, qui fait passer rapidement la phlogose à l'état de gangrène, cette phlogose cependant, dans le peu d'instans qu'elle a existé (seuls momens qui soient utiles à la thérapeutique) est toujours un processus de stimulus, c'est toujours un trait d'inflammation, dont on ne peut espérer prévenir les fâcheux résultats que par les moyens antiphlogistiques, employés avec promptitude. Il me semble enfin avoir démontré suffisamment, que quels que soient les obstacles qui s'opposent, dans de telles maladies, à la manifestation des symptômes phlogistiques, ce n'est pas une raison pour croire que le processus phlogistique. considéré dans sa nature, soit autre chose que lui-même. Les judicieuses réflexions de Dangers, contenues dans la dissertation déjà citée sur l'angine maligne ou grangréneuse [1], méritent, à cette occasion, d'être rapportées. Après avoir démontré que l'angine maligne et la scarlatine grave sont d'une nature commune, et ont en commun les principaux symptômes, le péril et les indications, quelle preuve peut-on produire, dit-il, pour soutenir que cette espèce d'angine dépend de la nature putride du sang? Pour rapprocher le langage du temps où il vivait du nôtre, n'est-ce pas dire, par quel moyen prouvera-t-on que le processus de l'inflammation maligne de la gorge, provient plutôt de défaut que d'excès de stimulus? « Virium ne summa prostratio

[1] Christian Wihelm Dangers, *Dissertatio medica in anginæ malignæ ætiologiam.*

« putredinem notat?.... Sed hoc contagia quælibet,
« fatente Huxhamo, sibi proprium habent, ut ner-
« vos imprimis afficiant, et vim nervosam proster-
« nant : » parce que le système nerveux est profondément attaqué d'une maladie, et parce qu'il se
développe des phénomènes convulsifs ou un état de
prostration, ce n'est pas une raison pour que l'on
puisse en conclure que le processus morbide est
différent de ce qu'il serait, s'il était borné à une
partie externe. « Nonne ipse Grant debilitatem spu-
« riam ad ipsa plethora et à primarum viarum col-
« luvio, derivare posse notavit? Nonne declaravit
« Stoll pulsuum exilissimorum causam sæpe esse
« materiam circà præcordia turgentem, et opti-
« mum in hisce casibus cardiacum esse emeto-ca-
« tharticum, quod pulsibus vigorem restituit; stimu-
« lantia vero fictitiam hanc debilitatem augere? an
« delirium habere liceat pro putredinis indice, dùm
« Tissot et Stoll frequentissimè à gastrica adfectione
« pendere observarunt? An meteorismus putridam
« indicabit dissolutionem, qui sæpissimè à spastica
« et vivissima intestinorun reactione originem du-
« cit [1]? Nec gangrena ipsa putredinem notat. Gan-
« grena enim nisi ab intercepta nutritione oriatur,

[1] Que les apparences de défaut de stimulus sont perfides
dans les inflammations de l'abdomen, quand elles sont déduites
de l'accablement des forces et du pouls, du météorisme, du vomissement, du froid, des extrémités, etc. ! J'ai eu l'occasion d'en
fournir la preuve dans l'histoire de l'entérite grave, qui mit ma
fille chérie dans un péril extrême, auquel elle ne put échapper
que par la méthode anti-phlogistique. A ce sujet, et pour for-

« semper est vis vitalis alicujus partis, *progressa in-*
« *flammatione*, ultrà sui extendendi facultatem in-
« tensa..... Hinc toties venæ sectione, et variis irrita-
« mentum hæbetantibus remediis, ad gangrænam
« coercendam et sanandam opus est [1].... Quid igi-
« tur medici, quoties faucium gangrenam inspiciunt,
« uno ore putredinem clamant? Undè tanta alia-
« rum febris modificationum negligentia, ut ma-

tifier l'âme de mes disciples contre les épouvantables formes de
l'hyposthénie, dans les inflammations intestinales , je ne saurais
trop leur recommander la lecture des ouvrages de Pierre Frank,
ainsi que la Dissertation de Gattenhost, *de inflammationum fal-*
laciis, ainsi que celle de Wienholt, *de occultis viscerum inflam-*
mationibus.

[1] *Irritamentum hæbetantibus remediis.* Il est facile de reconnaître l'idée de contre-stimulus dans cette expression. Les fomentations tièdes, les décoctions émollientes, les cataplasmes avec le
lait, la mauve, la guimauve, etc., étaient, dans un temps, les
seuls remèdes crus propres à calmer l'irritation et le stimulus.
Si on avait recours à l'opium, comme aujourd'hui, on employe-
rait la jusquiame et la ciguë ; ce n'était que dans l'intention de
calmer ou assoupir la douleur, ce que l'opium seul employé intérieurement produirait : c'est qu'on ne savait point alors à quel
prix, dans les maladies inflammatoires, on voulait obtenir un
pareil effet, on ne savait pas qu'avant de calmer on augmentait
le stimulus, on embrâsait le système. Ayant mieux considéré
l'action excitante de l'opium, ayant mis ce remède dans la classe
qui lui appartient, comme alexipharmaque ou excitant, on ne peut
plus le regarder comme étant propre à calmer l'irritation et le
stimulus dans les inflammations. Enfin quand il est nécessaire
d'arrêter la dégénérescence phlogistique gangréneuse, *incita-*
mentum hæbetantibus remediis, on n'a rien autre chose à faire
que d'employer des remèdes propres à déprimer sans enflammer, tels sont les *contre-stimulans*.

« tronas ipsas et sacerdotes cortice peruviano et
« antisepticis morbo mederi doceant?..... Falsa ha-
« benda est medicorum de morbi putredine opinio :
« et falsa proindè huic superstructa antiseptica me-
« thodus. Undè enim nisi à theoriæ et indicationum
« fallacia tristissimus ille antisepticorum omnium
« successus in anginæ malignæ curatione [1]. Si vera
« esset theoria, superstructa ei medela conduceret.
« Num docuit Sydenhamus præcipuum medicinæ
« defectum non in eo verti, quod nesciamus quo
« pacto intensionibus satisfacere debeamus, sed
« quod non satis sciamus quænam sit illa intentio
« cui satisfaciendum est ».

§ 65. Par ces réflexions qui peuvent facilement
aussi s'appliquer à la pneumonite maligne, ainsi
qu'aux parotides malignes, à l'hépatite, à la gas-

---

[1] J'ai bien eu lieu de voir dans le cours de ma pratique, des
angines à couleur livide, des scarlatines malignes et autres, je les
ai vu traiter et je les ai traitées moi-même par les remèdes excitans. Mais je puis bien aussi assurer, sur mon honneur, que je
n'en ai jamais vu guérie une seule, et que la dégénérescence gangréneuse, soit qu'elle n'ait fait que menacer, ou qu'elle ait été
commençante, n'a jamais été arrêtée par l'usage du musc, de
l'éther, ni du vin. Ceux qui étaient affectés de ces maladies seraient peut-être également morts s'ils avaient été soumis à la méthode antiphlogistique ; puisque des affections aussi fougueuses
sont dans le plus grand nombre des cas incurrables, lorsque les
caractères de la malignité se montrent. Mais il est toujours certain que je n'en ai pas vu guérir par la méthode excitante ; c'est
ce qui fait que je ne suis pas surpris que Dangers ait déclaré :
*tristissimum antisepticorum omnium successum in anginæ ma-
lignæ curatione.*

trite, etc. , il me semble que l'on peut conclure (ce que déjà j'ai longuement démontré dans les chapitres précédens) que les phénomènes de malignité peuvent dépendre de ce que la condition phlogistique des organes externes (dans lesquels elle se montre habituellement d'une manière complète) se soit propagée aux parties internes profondes, ou bien ait commencé à bonne heure à se développer sur les parties profondes du systèmes nerveux ; sans que, pour cela, cette condition soit moins phlogistique. Il me semble cependant prouvé, par ce que j'en ai dit, il y a déjà quinze ans, dans mes recherches sur le typhus d'Amérique, que la facile transformation de l'inflammation en gangrène, la facilité de la tumeur à se revêtir d'une couleur rouge foncée ou violette (indices d'un commencement de dégénérescence) peuvent bien dépendre, ou de la violence, de l'inflammation, ou de sa formation au milieu d'un tissu organique d'une facile dégénérescence, ou bien de ce que la substance médullaire même en a été atteinte, sans que pour cela le début en ait été moins phlogistique. C'est aussi un motif pour que mon savant correspondant et ami me concède sans difficulté que les premiers momens utiles de l'inflammation maligne sont phlogistiques, ou s'expriment toujours avec des caractères d'augmentation de stimulus, et que si tous les genres de traitemens ont été inefficaces contre la gangrène développée, le traitement antiphlogistique doit être la méthode curative principale dans les premiers instans où la maladie est encore capable d'être domptée. En considérant bien la nature des remèdes employés, on observe que les plus profonds praticiens se trouvèrent forcés de recourir aux remèdes *anti-phlogistiques*, *émolliens*, *déprimans*, ou à les alterner avec ceux qui possèdent des propriétés inverses. Trompés par la prostration des forces (qui physiologiquement considérée dans cette maladie est réelle, quoique la condition morbide de laquelle elle dépend soit de condition de stimulus) quelques-uns prônèrent la méthode *alexipharmaque, excitante :* Brown voulait même qu'elle fût prompte et exclusive. Aussi ceux qui étaient affectés d'angine, de parotides, de pneumonites, ou d'érysipèle ayant les caractères de la malignité, mouraient ils généralement sous l'influence de la méthode incendiaire de Brown; et avec tout l'appareil de la médication excitante. Ce fut cette grande vérité qui conduisit le célèbre Dangers, il y a trente ans, à se défier de cette méthode; et, c'est aussi une des fortes raisons qui m'ont mis dans le cas d'essayer une étiologie différente de l'inflammation maligne.

§ 66. Mais que dirai-je donc de ces inflammations à couleur livide qui surviennent aux plaies d'armes à feu, et pour lesquelles mon docte correspondant cite les opérations du professeur Lombard? Je dois supposer que ce professeur distingué les traitait par la méthode excitante, puisque le professeur Scavini semble y puiser un argument pour soutenir l'existence de l'inflammation asthénique. Mais comment pourrais-je dissimuler à moi-même ce que j'ai vu de mes propres yeux, c'est-à-dire le traitement anti-phlogistique adopté et avoir un grand succès, dans les hôpitaux militaires de Parme, dans beaucoup de cas précisément d'inflammations gangréneuses, de plaies de même nature et occasionées également par des coups de feu? Pendant les tristes vicissitudes des dernières guerres j'étais chargé de l'inspection de quatre ou cinq hôpitaux provisoires qui recevaient en foule des militaires grièvement blessés, qui arrivaient du camp ou de la forteresse de Mantoue. Au milieu de la détresse et de la privation des objets les plus urgens, je n'oubliais pas d'observer la méthode de traitement que les habiles chirurgiens, mes concitoyens, employaient avec un zèle incomparable au soulagement de l'humanité. Je n'oublierai jamais les belles guérisons de blessures les plus graves et de plaies déjà dégénérées ou menacées de gangrène obtenues par une méthode purement anti-phlogistique, par mon ami le célèbre professeur Mistrali, qui sait allier à la clinique chirurgicale une saine pathologie, ainsi que son inséparable compagnon, le professeur Louis Ambri, dont je ne saurais jamais parler sans pleurer la mort prématurée. Ces professeurs avaient été les disciples du célèbre Guillaume Levacher, aussi grand opérateur qu'il jouissait d'une grande réputation ; doué d'ailleurs de cette promptitude de génie et de cette doctrine sans laquelle la chirurgie est réduite à un pur mécanisme. Instruit par une longue expérience et par un grand nombre d'observations faites dans les hôpitaux de Paris, ce professeur était ennemi des remèdes excitans, et je me souviendrai toujours de l'expression dont il se servit avec moi plusieurs fois en parlant des lésions produites par les blessures ou les opérations chirurgicales qui menacent de dégénérer en gangrène. « Avec tout le respect (disait-« il) que j'ai pour le quinquina, dans un grand nombre « de maladies, je m'en passe volontiers dans les plaies « qui sont menacées de gangrène. Ma médecine est « moins coûteuse et plus heureuse en même temps; « mon quinquina n'est autre chose que la charpie « trempée contiuellement dans l'eau froide [1]. »

[1] Les bonnes observations mettent en contact les médecins de tous les âges ; elles rapprochent toutes les théories, et forment des différentes manières de voir une seule doctrine. Ce qui avait été observé en France, et mis heureusement en pratique à Parme, par Levacher, avait aussi été observé cinquante ans avant, à Florence, par le professeur Benevoli. En faisant l'histoire des plaies gangréneuses qui s'étaient formées spontanément à la suite d'un grand nombre de taches livides, sur un malade d'un âge déjà avancé, et la gangrène dans ce cas étant considérée comme provenant de l'acrimonie des humeurs, il traita ces plaies simplement avec l'eau tiède, sans employer aucun autre remède, et il en obtint un succès complet. « Il convient de déclarer, a-t-il « dit, que depuis quelques années je ne me sers que d'eau « pure et tiède dans la gangrène, ainsi que dans beaucoup d'autres « espèces de plaies, en les lavant copieusement avec le liquide, « les recouvrant de charpie et de compresses mouillées, et cela « avec un succès admirable. Eh ! véritablement quel remède « peut être meilleur dans la gangrène même humide, que l'eau « tiède, pour diminuer la tension des vaisseaux et pour énerver « l'humeur âcre coagulante, etc. ? » (On dirait selon le langage moderne, pour diminuer le stimulus). *Voyez* Benevoli, *Dissertation publiée à Florence, en 1747, obs. xvi.* Les savans professeurs que j'ai eu pour maîtres, Torrigiani et Righi, qui avaient appris la chirurgie à Florence et à Londres, préféraient aussi l'eau et les cataplasmes émolliens à tous les remèdes topiques

Et comment pourrais-je oublier les heureux succès obtenus par le célèbre Assalini dans l'hôpital de Milan au moyen des lotions d'eau froide, du nitre, du tartre stibié, du vinaigre, des bains de Schmuker, et enfin par la saignée, quand il existe un aussi grand nombre de personnes présentes ou éloignées qui ont été témoins des faits multipliés que l'on peut citer à l'avantage de cette méthode, qui fut employée dans ce vaste et important hôpital ? Chacun connaît le Manuel chirurgical publié, il y a huit ans, par le même Assalini. On connaît aussi les recherches du professeur Gervasoni, chirurgien en chef de la marine italienne, sur la gangrène d'hôpital, qui confirment amplement les avantages de la méthode antiphlogistique pour prévenir la gangrène ou pour la limiter, si elle a lieu. Il ne serait pas juste que je me rendisse aux décisions du professeur Lombard relativement au traitement des plaies et inflammations qui menacent de la gangrène par suite de grandes blessures, quand je puis me représenter toutes les observations contraires sur le traitement de ces inflammations gangréneuses, en même temps qu'il existe encore autant de controverses sur le traitement de celles qui tendent à la gangrène par suite de blessures, que sur celui de celles qui proviennent d'une cause interne, et que l'on a l'usage d'appeler spontanées.

ou stimulans, dans le traitement des plaies les plus gangréneuses ; ce qui peut être confirmé par le professeur Mistrali, qui a suivi pendant plusieurs années la pratique du célèbre Righi, dans l'hôpital civil de Parme, et qui fut, dans le nombre de ses élèves, celui qu'il préférait.

§ 67. La gangrène, mes chers disciples, est un argument aussi grand que profond pour la pathologie interne et externe: son importance me fait désirer que les savans chirurgiens qui ont illustré notre patrie, ainsi que cette université, veuillent bien faire des expériences simples et établir une méthode comparative bien entendue, en s'attachant dans chacun des cas à des remèdes dont les propriétés ne seraient pas contradictoires, qui fussent suffisamment actifs, en en mesurant exactement et sans partialité les effets les plus généraux et les plus constans. Parceque généralement parlant, soit à cause du mélange de remèdes externes ou internes de vertus opposées, ou la contradiction qui règne parmi les observations, ou le peu de connaissance que l'on a sur la manière d'agir de certaines substances, nous sommes, sur la nature et les indications curatives de certaines gangrènes, enveloppés dans une incertitude que la méthode d'observation appliquée aujourd'hui à la chirurgie doit enfin dissiper. En allant à la recherche de ce que divers auteurs ont écrit à ce sujet, nous trouvons que le célèbre Pott proposait dans la gangrène sèche des extrémités, l'usage des fortes doses d'opium : que Withe recommandait des remèdes non moins excitans, tels que le carbonate d'ammoniaque et le musc. D'un autre côté nous voyons que certains ont proposé les émolliens et les anti-phlogistiques ; quelques autres l'emploi du quinquina pour l'usage interne et externe; d'autres la myrrhe, le sel ammoniac, les acides, l'écorce de chêne, le

(175)

charbon; d'autres enfin ont eu recours au mélange de tous ces remèdes. Aussi est-il bien humiliant pour l'art, de voir s'allier des décisions tellement opposées entre elles, quand il s'agit d'un fait très-simple, celui de savoir quelle est l'utilité ou le danger de l'un ou l'autre remède. Il est bien surprenant que l'opium ainsi que le musc, tant vantés par les uns, soient déclarés pernicieux par les autres ; et que le quinquina, qui depuis bien long-temps et aujourd'hui même est encore regardé comme un remède sûr et unique dans la gangrène sèche, ait été jugé comme étant de peu de valeur par l'illustre Quesnay, qui s'est livré avec tant de soin à l'étude de cette maladie [1]. Toutes les fois que j'ai eu l'occasion d'obser-

---

[1] Quelques praticiens modernes nous flattent que l'on peut opposer à la gangrène le quinquina avec succès. Ce remède est recommandé dans les Transactions philosophiques, dans les Mémoires de l'académie d'Edimbourg, et nous avons plusieurs traités sur ce prétendu spécifique. M. Heister a voulu l'essayer sur une femme septuagénaire qui avait une gangrène au pied par cause interne ; mais comme elle le vomissait aussitôt qu'elle l'avait pris, il fut obligé de l'abandonner...... cependant la malade guérit ! Si on n'avait pas trouvé d'obstacle à l'usage du quinquina, cette guérison aurait pu en imposer en faveur de ce remède. Anusand, chirurgien de S. M. Britannique, est attentif à rassembler les observations qui peuvent contribuer à dissiper l'incertitude sur les effets de ce remède. Il en a communiqué plusieurs à l'académie de chirurgie, pour qu'elles soient examinées avec toute l'attention et la rigueur qu'exige un sujet d'aussi grande importance ; mais au moins on peut déjà assurer que les essais que l'on en a faits en France, n'ont pas confirmé les succès équivoques rapportés dans les observations que l'on a rendues publiques en Angleterre. Quesnay, *Traité de la gangrène sèche*.

ver les effets de l'une ou l'autre méthode dans la la gangrène, je puis bien assurer n'avoir jamais vu aucune gangrène vraiment *spontanée* guérir par aucune de ces méthodes. Quant aux gangrènes qui succèdent aux inflammations, aux blessures, aux opérations chirurgicales ou à d'autres lésions, j'en ai vu guérir un grand nombre par la limitation désirée, la séparation des portions gangrenées, et par l'usage des cataplasmes émolliens soupoudrés de quinquina, ou même arrosés avec la décoction ou par l'usage simultané du quinquina en poudre donné intérieurement, et celui de l'acide sulfurique affaibli. J'ai vu également des effets très-salutaires de l'application continuellement réitérée de charpie imbibée d'eau froide, ainsi que l'usage interne des boissons acidules et autres boissons antiphlogistiques. Tandis que j'ai vu périr au contraire tous les malades affectés de gangrène que l'on avait traités par l'usage de l'opium, du musc et des boissons spiritueuses; ce que l'on a été dans le cas d'observer fort à son aise pendant tout le règne de la doctrine de Brown.

§ 68. Les faits que j'ai remarqués, et les résultats de la méthode antiphlogistique dans le traitement de la gangrène, s'associent très-bien avec ceux que de nouveaux observateurs ont obtenus par cette méthode depuis plusieurs années dans nos contrées. Il est à remarquer que la méthode excitante de Pott, de Withe et de Brown, dans une maladie qui paraissait être une démonstration mathémathique de la faiblesse indirecte, une méthode que l'on regardait comme le triomphe de la doctrine de Brown, ait été, par un si grand nombre de praticiens (même avant cette dernière époque, et qui par conséquent ignoraient la doctrine du jour), en Italie et dans d'autres contrées, non-seulement révoquée en doute, mais encore abandonnée entièrement comme pernicieuse. Assalini et Gervasoni, comme je l'ai déjà dit, n'hésitèrent pas, d'après leurs propres observations, à recommander une méthode constante antiphlogistique dans la gangrène, déclarant nuisible l'emploi de l'opium et des excitans [1]. Dans la gangrène occasionée par des causes externes, et déjà formée, l'illustre Monteggia n'hésitait pas, pour appliquer des remèdes stimulans sur la partie, quand il fallait exciter autour de la portion gangrenée ainsi

[1] Lorsqu'il survient quelques doutes de corruption ou de gangrène à des plaies ou des ulcères, en examinant sans prévention l'individu affecté, l'on rencontre un pouls petit, fréquent, vibrant et tendre ; les yeux étincelans, la peau brûlante, enfin tout l'appareil d'une fièvre lente inflammatoire. Dans cet état de chose, le traitement antiphlogistique ou rafraichissant, c'est-à-dire plus ou moins débilitant, est aussi nécessaire que dans la pleuritide ou la péripneumonie. On applique les sangsues sur le bord des plaies affectées d'inflammation erysipélateuse. On pratique la saignée sur la partie affectée, on fait de fréquentes lotions avec l'eau froide, le vinaigre, le sel marin (aux fomentations de Schmuker, composées de nitre et de sel ammoniac, ana 4 gros, vinaigre 3 onces, eau commune 9 onces. J'ai substitué, par plus grande économie, une fomentation faite avec 1 once de sel marin ordinaire, 3 onces de vinaigre, et 9 onces d'eau, et j'en ai retiré le même avantage). Intérieurement on prescrit la décoction d'orge avec l'oximel, le nitre, le tartre stibié à petites doses. Il est facile de se rendre compte des bons effets que produit la méthode débilitante dans les cas où les malades sont

que de l'escare, une inflammation trop languissante
afin de déterminer la suppuration et la chute de la
partie morte : mais quand il s'agissait de la gangrène des hôpitaux, il proposait aussitôt d'en arrêter les progrès par l'usage interne du tartre stibié
d'après l'avis de Pouteau et de Desault; enfin il allait jusqu'à recommander d'en déterminer la chute
par de larges doses de crême de tartre que Dessau-
say regardait comme le spécifique de la gangrène.
Monteggia n'était pas éloigné de regarder comme stimulante la cause de la contagion qui occasionait la propagation de la gangrène d'hôpital, puisqu'il trouvait
convenable de déprimer promptement l'excitation
par des remèdes anti-phlogistiques, afin d'arrêter le
développement d'un si pernicieux processus. Mais indépendamment de toute opinion sur la manière
d'agir des principes gangréneux, il déduisit même,
par les faits observés en Angleterre, le peu de con-
venance et même le danger de la méthode excitante;
et l'avantage au contraire des remèdes évacuans et
rafraîchissans. Le docteur Delpech, dans une épidémie de gangrène, abandonna l'usage de tous remèdes
excitans; il n'eut recours à aucun autre moyen
qu'au vinaigre, et il eut lieu de se louer du succès
qu'il en obtint. G. Kieser, professeur de médecine

soupçonnés d'être affectés de maladies par faiblesse, quand, au
contraire, ils se trouvent dans un état absolument opposé. (Voyez
le Manuel de Chirurgie, du chevalier Assalini, première partie ;
voyez aussi *les Recherches* de Gervasoni, chirurgien en chef de
la marine italienne, et professeur de clinique, *sur la gangrène
d'hôpital.*)

à Jéna, d'après plusieurs observations, préconise aussi l'usage des acides végétaux et minéraux dans le traitement de la gangrène. Quand il croit convenable de recourir à l'emploi du quinquina, il se sert toujours avec succès de larges doses d'acides concurremment avec l'écorce péruvienne. (giornale di Omodei 1817). Le docteur Cumming, en Angleterre, indique comme devant être très-utile à prévenir la gangrène, ou à en arrêter les progrès, les déplétions sanguines, obtenues par l'application des sangsues sur la partie affectée, en appliquant sur cette même partie des solutions saturnines ; il se sert de nitre à haute dose, et déclare avoir reconnu inutile et dangereux l'usage de l'esprit de vin, ainsi que celui de la térébenthine, qui antérieurement avaient été recommandés par les praticiens. Enfin le traitement qu'avait adopté avec avantage contre la gangrène le célèbre Simpson, était analogue à celui du docteur Cumming (giornale citato 1814). Je passe sous silence beaucoup d'autres médecins ou chirurgiens nos compatriotes ou nos voisins, dont le nombre est assez grand, qui ont reconnu l'efficacité et la préférence que l'on doit accorder à la méthode anti-phlogistique dans cette affection. Par ces observations, qui constatent une maxime si contraire aux principes de la *faiblesse indirecte* et de l'*inflammation asthénique*, il me semble que l'on a détruit toute la valeur même de cette partie des argumens qui ont été émis pour soutenir l'existence de la double phlogose, par l'exemple des inflammations dégénérées en gangrène. Que la gangrène soit oc-

casionée ou par des causes internes, ou par blessures, ou autres lésions externes, si la mort de la
partie n'a pas encore lieu, la partie curable de la
maladie n'est toujours que l'inflammation, ou des
parties externes, ou des vaisseaux ou des nerfs. Et
si la méthode anti-phlogistique est démontrée propre
à prévenir une transformation si terrible et à arrêter la maladie, il est donc prouvé qu'une inflammation, quoique prochainement dégénérée en gangrène, et malgré la faible manifestation des symptômes phlogistiques, n'a pas cessé d'être une inflammation curable par une méthode déprimante.
De plus, si la gangrène est déjà formée, et que sur
la partie frappée de mort les remèdes, de quelque
classe que ce soit, n'aient aucun effet, et que par
l'usage des anti-phlogistiques on puisse arrêter les
progrès de la dégénérescence, il est manifeste que
la portion curable de la maladie ne dépend que
d'un excès de stimulus.

§ 69. Quelles sont les limites qui rendent convenable ou nécessaire d'accroître, par les remèdes
excitans, l'inflammation du cercle qui avoisine la
partie gangrenée, afin d'en provoquer ou d'en augmenter la suppuration et obtenir la chute de la portion frappée de mort? Quand peut-on impunément
tenter ce moyen, sans craindre qu'au contraire la
dégénérescence gangréneuse ne se propage? Il
appartient spécialement à la chirurgie de fixer les
idées sur ce point : alors une semblable recherche
n'est plus de la compétence des considérations ac-
tuelles. Mais quand un pareil cas arrive, l'inten-

tion n'est pas pour cela de guérir l'inflammation
par la méthode excitante; par ce moyen, on cherche
au contraire à l'augmenter, afin de déterminer la
suppuration; ce qui prouve de plus en plus que,
malgré que l'inflammation ait un si grand nombre
de points de contact, avec une partie gangrenée,
qu'elle s'accroît et devient plus vive, et qu'elle ne peut
être traitée par l'application des remèdes stimulans
qui pourraient convenir dans les affections asthéniques. Existe-t-il un cas de douleur si vive, occasionée
soit par le froid, une irritation ou toute autre cause,
une douleur, dis-je, tellement atroce et spasmo-
dique, que l'inflammation puisse lui succéder et dégénérer promptement en gangrène ? Serait-ce le cas
de certaines gangrènes sèches, qui, dans leurs progrès successifs, sont précédées d'une douleur profonde et des plus féroces ? Cette condition morbide
serait-elle ce cas rare dans lequel l'opium deviendrait utile pour prévenir les progrès de la maladie?
Quand cela serait, on n'en pourrait pas conclure en
faveur de la prétendue inflammation asthénique.
L'opium n'agirait pas sur l'inflammation déjà formée et passée à la gangrène; il ferait cesser, il est
vrai, cette violente condition de contre-stimulus,
telle que la douleur atroce, à laquelle, par l'effet
d'une réaction violente, peut succéder une inflammation des plus vives. L'opium, en excitant, pré-
viendrait bien les processus phlogistico-gangréneux
ultérieurs, comme en faisant cesser le premier
abattement occasioné par le froid fébril, ou celui
que produit une épouvante; il peut prévenir le dé-

veloppement de la fièvre ou de l'angivite, sans que l'on puisse en conclure que l'opium soit utile dans l'angivite déjà développée, ou pendant le paroxysme de la fièvre. La gangrène peut-elle provenir immédiatement par un défaut d'activité nerveuse, ou bien par un défaut de vitalité dans les tissus artériels, ou de la fibre en général, sans avoir été pour cela précédée de l'inflammation? Serait-ce le cas où l'on pourrait arrêter les progrès de la gangrène avec l'opium ou les excitans? Je ne crois pas, comme je l'observerai ailleurs, que le défaut absolu d'activité et de vitalité puisse produire le processus gangréneux; parce que si cela était, tous les cadavres sans exception et dans tous les lieux où ils se trouveraient, deviendraient des masses gangréneuses, avant que d'arriver à la lente et chimique décomposition à laquelle il sont assujettis par les lois physiques. Mais quand on voudrait encore imaginer qu'il soit possible que la gangrène dérivât immédiatement d'un défaut de vitalité organique, que cette gangrène ne soit pas précédée d'inflammation, qu'elle puisse être traitée par l'usage des stimulans, cela ne fournirait aucune preuve en faveur de l'inflammation asthénique, parce qu'il ne serait ici question que de gangrène ou de mort, de paralysie ou de la défaillance de l'action vitale, sans inflammation.

§ 70. Voyez à présent, Messieurs, par combien de côtés, et sous quelle quantité de points de vue il faut considérer les faits, pour pouvoir se persuader que l'observation soit exacte, l'indication certaine, la conclusion et le précepte bien fondés. Voyez de combien de faits on n'aperçoit d'abord que l'écorce, et combien il reste souvent encore à faire pour pénétrer leur essence, pour les voir dans leurs relations légitimes et naturelles ; pour ne point en déduire des conséquences mal fondées, ou des doutes et des exceptions insuffisantes, pour en tirer enfin quelques principes utiles, applicables à la pathologie, et à la pratique médicale. Redites donc à vous-mêmes, ce qu'il appartient principalement à un médecin de sentir, que, sans le secours d'une sage philosophie, les faits ne fournissent qu'un faux jour, et les observations sont stériles.

CHAPITRE X.

Objections qui furent faites à mon opinion sur l'identité de la phlogose, par le chevalier Rubini et autres écrivains modernes.

§. 71. L'ILLUSTRE médecin clinique de Parme, mon honorable concitoyen et collègue, enlevé trop tôt aux progrès de la science et à l'honneur de la patrie, était déjà en partie décidé, par les réflexions du professeur de Turin, à soutenir à l'Académie médico-chirurgicale de Parme la cause de l'*inflammation hyposthénique*. Mais je ne désespérais pas de le réduire à être persuadé de l'identité du processus phlogistique, en l'invitant, comme je me le proposais par cet ouvrage, à examiner la phlogose pour ce qu'elle est en elle-même, abstraction faite des causes ou des conditions qui l'auraient précédées, ou des désordres qui s'en seraient suivis : considérant ce processus dans toutes autres relations que dans celles où il a été considéré jusqu'aujourd'hui. Un argument cependant que d'autres n'avaient pas produit avant lui, et sur lequel il fondait en grande partie son opinion, c'était l'assertion faite par les auteurs de l'*Existence des inflammations périodiques intermittentes*, et cet argument ne semblait pas dépourvu de force, attendu que si ces affections, qui sont déclarées phlogoses périodiques intermittentes, appartenaient vraiment au processus phlogistique, et si le quinquina, avec lequel elles sont guéries, ainsi que toutes les autres maladies périodiques, était vraiment doué de la vertu stimulante (ce dont alors on ne doutait pas), on devait nécessairement en inférer que le fond de cette affection phlogistique était hyposthénique. Si ce n'est que le défaut de cette conclusion qui a été répétée par beaucoup, consiste à admettre comme véritables, deux faits sur lesquels on peut encore établir de très-grands doutes. J'entends parler de la force très-stimulante que l'on croit que possède le quinquina, et de la nature vraiment phlogistique de ces conditions morbides intermittentes, qui ont les apparences et sont accompagnées de quelques symptômes de l'inflammation.

§. 72. Que le quinquina ait une légère action stimulante (s'il exerce vraiment une action de stimulus), et que sa vertu mystérieuse consiste principalement à troubler la marche périodique et à prévenir le retour de certaines affections vraiment intermittentes, c'est ce que nous avons été forcés de croire depuis quelque temps par l'exemple de cent faits observés dans notre clinique, et par les avantages du quinquina dont les effets n'ont pas été contrariés par la saignée *et vice versâ*. Il est à la vérité trop fréquent d'observer dans la pratique que le quinquina est utilement employé concurremment avec des remèdes bien décidément anti-phlogistiques, de manière que l'utilité de cette écorce sert bien peu à démontrer la nature asthénique de l'affection qui a été vaincue ou modifiée par lui. Cherchant enfin à reconnaître si ces affections intermit-

tentes, qui ont l'aspect de phlogoses (la pleuré-
tide, l'angine, l'ophtalmie périodique des auteurs),
sont de vrais processus phlogistiques; et, en supposant encore que l'inflammation soit véritable, nous
sommes toujours forcés d'en exclure l'idée de l'asthénie, que l'on voudrait y faire figurer; si l'on fait
attention à la nécessité dans laquelle se trouvent les
praticiens de la combattre par la saignée, reconnue
indispensable, surtout pendant la violence des
accès.

« Quando pleuritidis phœnomena, disait l'illustre
« Borsieri, lateris dolor, tussis, spirandi difficul-
« tas, etc.: periodice febris vices subeunt, ideo que
« ejus symptomata haberi debent; non solum cor-
« ticis citum usum postulant, ut in aliarum curatione
« febrium perniciem minitantium, verum ea quoque
« omnia, quæ veræ pluritidi conveniunt, atque im-
« primis iteratam sanguinis missionem, quæ adeo
« necessaria est, ut sæpe ipse viderim febrim cortici
« non obtemperasse, nisi sanguine prius largiter
« misso, id est diathesi inflammatoria, per sectio-
« nem venæ quodam modo retusa. » Je ne sais si
aucun fait peut être plus convenable que celui-ci
pour démontrer deux importantes vérités : 1° que
ces phénomènes pleurétiques, se renouvelant à différens intervalles, après une intermittence bien décidée, quand même on devrait les considérer comme
l'effet d'une véritable phlogose pulmonaire, n'en
seraient pas davantage *phlogoses asthéniques*, comme
le supposait mon collègue, mais bien le produit
d'un excès de stimulus, comme on le remarque dans

une pleurésie véritable et continue : c'est donc un motif pour être persuadé que l'inflammation *recurrente* ou *intermittente* est toujours l'effet ou l'expression d'un *excès de stimulus*; 2° que le quinquina, bien qu'il soit doué de la propriété de prévenir par une force mystérieuse le retour d'une affection intermittente, n'est pas doué pour cela de la propriété stimulante, ou s'il l'est, ce ne peut être qu'à un degré insensible, puisque, dans une disposition aussi phlogistique que celle indiquée par Borsieri, quand pour la réduire on est obligé de recourir à des déplétions sanguines répétées, l'action d'un remède très-stimulant ne pourrait qu'être funeste. C'est par ces motifs, qu'en accordant même l'existence d'une véritable inflammation intermittente, ce processus, malgré les intermissions et les périodes, serait toujours sthénique ou dépendant de l'excès de stimulus, et les bons effets du quinquina ne concluraient en rien en faveur de la prétendue *phlogose asthénique.*

APPENDICE

DU § 72.

Extrait de mes considérations pratiques, sur la manière d'agir
de l'écorce du Pérou.

On ne sera pas étonné que le quinquina ait été dé-
coré dans tous les temps du titre de substance corroborante et tonique, si l'on fait attention que la
rhubarbe, l'aloës et le froid étaient aussi considérés
comme tels, attendu que les effets secondaires de la
rhubarbe, des aloétiques, sont de rendre la vigueur
physiologique ou l'état de bien être à un estomac
qui l'avait perdue par un abus de stimulans, d'ali-
mens ou de vin; de même que l'effet secondaire de
l'air atmosphérique fraîs, ou de l'eau à la glace,
étant de rendre à l'organisme son énergie naturelle,
opprimée par la turgescence excessive qu'occasionne
une trop grande chaleur, il était naturelle de déduire
les propriétés curatives de ces agens du retour de
la vigueur et du rétablissement des fonctions. C'est
dans ce sens que je crois que le quinquina a reçu
la qualification de tonique; et il y a peut-être beaucoup de circonstances morbides dans lesquelles cette
écorce, par un usage prolongé et épicratique, peut
de cette manière être très-efficace pour l'estomac
et les nerfs. Je ne crois pas que la bonne philosophie répugne à conclure que l'on ait pu accorder
le nom de corroborant à un remède qui a restitué

au malade la vigueur et la santé; c'est également
dans le même sens que la saignée produit aussi l'effet
corroborant, quand, en dissipant la turgescence excessive du système sanguin, elle rend l'action et le
mouvement aux membres d'un paralytique.

J. Brown, voulant élever la médecine à une philosophie plus sublime, rapporta les effets à leurs causes;
et comme il démontrait que l'application des stimulans était l'élément nécessaire de l'incitation ou
de la vie; que la santé ne se maintenait que par leur
application modérée; que la maladie était l'effet d'un
excès ou d'un défaut de stimulus; il pensa en conséquence que l'on pourrait rétablir la vigueur de la
santé par l'excitation du stimulus défaillant, ou par
la soustraction du stimulus excédant, ou, dans un
autre sens, affaiblir ou détruire la vigueur physiologique par la diminution du stimulus nécessaire,
ou par une surcharge de stimulus inopportun. D'a-
près cette doctrine sublime, la saignée, comme je
l'ai déjà fait remarquer, considérée dans ses derniers effets, devient un corroborant, en soustrayant
la surcharge sanguine qui opprimait les forces, tandis qu'au contraire elle est débilitante quand elle
enlevoit la quantité de sang nécessaire aux besoins
de la vie. De la même manière, le vin fortifie quand
il augmente la quantité du stimulus, qui, avant son
usage, était insuffisant; il affaiblit, au contraire,
quand il vient augmenter le stimulus à un degré
supérieur aux besoins. Mais malgré tous les effets
relatifs de la saignée et du vin, qui sont différens
et contraires, selon les diverses circonstances, l'un

et l'autre conservent pourtant leur propriété spéciale, quand ils sont considérés d'une manière absolue, ou en relation seulement avec le corps à l'état de santé : la saignée est débilitante, et le vin excitant, parce que la première soustrait, et le deuxième accroît la force de stimulus.

De cette manière, la voie était ouverte, pour distinguer dans les remèdes ou les agens thérapeutiques quels qu'ils soient, leur action *absolue* de la *relative*. L'effet primitif qu'ils exercent sur le corps à l'état de santé, de leur effet secondaire dans l'état de maladie; le premier est toujours un, et ne peut être différent, attendu qu'il exprime le mode immédiat d'actions d'un remède, ainsi que le mode intrinsèque de mutation qu'il fait éprouver aux organes. Le second est relatif aux circonstances, qui peuvent, comme nous l'avons déjà observé, convertir la saignée en tonique, comme il peut convertir la chaleur et le vin en débilitans. Par ce moyen, Brown serait parvenu à retirer de ses sublimes principes le parti le plus utile pour la matière médicale, et aurait certainement colloqué à leur place *absolue* les remèdes les plus actifs. Pour les colloquer, il n'aurait pas été retenu par les effets relatifs qui sont assez différens selon les diverses conditions morbides dans lesquelles ils sont appliqués. Mais deux puissans obstacles s'opposèrent à cet avantage. Le premier fut l'idée conçue par Brown, que tout ce qui s'applique positivement à la fibre vivante y exerce dans le sens du stimulus et l'augmente; qu'il n'existe rien dans la nature (à l'exception des soustractions), qui

puisse agir dans un sens contraire. Ce principe une
fois posé, le quinquina devait être nécessairement
considéré comme remède stimulant, et il ne devait
exister aucun doute qu'il eût une action contraire,
(mais la propriété bien démontrée que possèdent certaines substances, de déprimer positivement l'énergie vitale, nous fournit la preuve de l'insuffisance du
principe de Brown; et pour établir la doctrine du
contre-stimulus, les effets de l'acide prussique et de
la ciguë corrigés par le vin nous suffiraient). Le
second obstacle qui vint s'opposer à faire reconnaître
l'action absolue de beaucoup de remèdes fut la supposition funeste de Brown, qu'il existait un grand
nombre de maladies occasionées par un défaut de
stimulus, desquelles la méthode excitante pouvait
seule triompher, quoique ces maladies, examinées
attentivement et dépouillées du prestige d'une théorie nouvelle, et de concert avec les meilleurs médecins de l'antiquité, aient été reconnues dépendantes
d'un excès de stimulus et susceptibles d'être heureusement traitées (comme on les traite tous les jours)
par les remèdes débilitans et les évacuations. D'après
cette seconde erreur de Brown, dans combien de
maladies et de cas particuliers n'a-t-on pas dû croire
que la force stimulante du quinquina était démontrée, et par cela seul prouver, par ses bons effets,
que la maladie provenait d'un défaut de stimulus!
(Mais si l'on n'avait pas d'autres preuves de la fausse
classification de Brown, il suffirait de citer l'apoplexie même sanguine des anciens, l'hémorrhagie
active de Cullen, déclarées par Brown maladies as-

théniques, avec la prétention de les traiter par l'éther, l'ammoniaque et le vin, et nous savons tous quels ont été les funestes effets d'une pareille prétention. Il en serait de même de la dyspepsie et de la gastrite lente, qui, considérées comme le produit d'une faiblesse indirecte, devraient être traitées par des stimulans, malgré l'expérience des médecins anciens et celle même du vulgaire, qui prouve qu'en continuant l'usage des liqueurs fortes la maladie augmente d'intensité, et comment au contraire on la dissipe par l'usage de la rhubarbe et des remèdes aloétiques.)

Brown, sans ces suppositions, n'aurait certainement pas regardé le quinquina comme stimulant, par la seule raison qu'il rappelle la vigueur physiologique; il aurait senti la nécessité d'examiner s'il la restituait en augmentant ou en diminuant l'incitation vasculaire et nerveuse, et si les maladies dans lesquelles il est utile dépendaient d'un défaut ou plutôt d'un excès de stimulus, s'il n'avait pas regardé comme certain qu'il n'existe rien dans la nature qui puisse déprimer positivement les mouvemens vitaux, et s'il n'avait pas été persuadé que toutes les maladies dérivaient d'un défaut de stimulus, il n'aurait pas regardé comme étant démontrée la manière d'agir du quinquina; il se serait déterminé à la rechercher en l'étudiant dans tous les cas où il est salutaire, étant combiné avec la saignée, et où il agit de concert avec des remèdes qui bien certainement n'accroissent pas le stimulus.

A l'époque où mon illustre concitoyen J. Rasori

démontra l'action contre - stimulante d'un grand
nombre de substances, je sentis le premier et j'an-
nonçai à l'académie médico - chirurgicale de Parme
la nécessité d'étudier la manière d'agir encore dou-
teuse de certains remèdes, en les comparant avec les
effets de quelques autres substances ayant une action inconnue et positive. J'établis pour cela mes observations sur la comparaison de la digitale, de la ciguë et de l'aconit; quant au quinquina, quelques
doutes secrets s'étaient élevés en moi par les effets
que j'avais éprouvés par moi-même pendant l'u-
sage de ce remède. Cependant un de mes savans collègues, le docteur Tommaso Becchetti (actuellement
proto-medico à Parme), se retrouvant chargé concurremment avec moi du traitement d'une personne
distinguée, et notre ami commun M. Pierre Antoine
Torrigiani, affecté d'une léthargie pernicieuse, il me
déclara ingénument qu'il n'aurait aucune répugnance de prescrire une forte saignée et de faire ensuite un usage successif de fortes doses de quinquina
que réclamaient les fièvres pernicieuses. Le malade
d'une constitution robuste et sanguine était dans le
fort du second accès, dans un état soporeux, demi-
apoplectique, face très-animée, yeux injectés, le
pouls tendu, dur et fébril. M'étant réuni d'opinion
avec mon collègue, on tira du bras 14 à 15 onces de
sang; on appliqua les sangsues à la tête, et l'on mit
le malade à l'usage des boissons anti-phlogistiques.
Quand la fièvre commença à se calmer, on lui fit
prendre, à plusieurs doses et à pareils intervalles, à
peu près deux onces de quinquina. Le pouls ne man-

qua pas pour cela de devenir plus mou, et l'accès se dissipa peu à peu. Le malade sortit entièrement de son état de sommeil, ayant la peau humide et fraîche : aucun indice de chaleur à la peau ni d'augmentation de l'action du pouls ne se montra pendant l'usage continué du quinquina; le troisième accès manqua; on continua pendant long-temps l'usage du quinquina, sans que l'on eût lieu d'observer aucun signe de l'accroissement de l'incitation, quoique administré sur un homme d'une robuste complexion : la maladie fut parfaitement guérie. D'autres fois, en pareilles circonstances d'affection pernicieuse, nous fîmes d'heureuses expériences sur l'alliance inconnue par les Browniens de l'usage de la saignée et de l'écorce du Pérou. D'après ce fait et tant d'autres que les médecins auront pu observer par l'usage abondant que l'on fait du quinquina, dans les fièvres pernicieuses qui sont endémiques dans les campagnes romaines, en n'épargnant pas, au début ou concurremment, les nombreuses saignées, méthode qui est couronnée d'un heureux succès; et d'après ce qu'avaient observé il y a déjà quinze ans mes amis Santarelli à Macérata, Mattei à Viterbo, le professeur Zinelli à Mantoue, enfin Navaroli, Casapina, Palazzini dans le pays mantouan, et beaucoup d'autres médecins experts et exempts de préjugés, j'étais en droit d'en tirer deux conséquences :

1°. Que le quinquina a une action *sui generis*, pour arrêter ou prévenir le retour d'une affection périodique intermittente, action qui ne se réduit point à stimuler ou à contre-stimuler, puisque cent moyens stimulans ou contre-stimulans infiniment plus forts, ne peuvent l'égaler :

2° Que si le quinquina agit dans un autre sens que celui de troubler la marche d'une affection périodique, il agit en contre-stimulant; s'il agit en stimulant, ce n'est que d'une manière si faible, qu'il ne détruit pas les avantages de la saignée. En effet, si dans la pleurésie pernicieuse, dans la léthargie et l'apoplexie, il convient de tirer du sang, sans quoi la condition morbide étant en excès, l'issue en deviendrait fatale, si dans de pareils cas le quinquina devient utile, allié avec l'emploi de la saignée, tandis que l'opium (quoique capable d'arrêter le cours d'une maladie périodique) deviendrait funeste; si le quinquina administré après la saignée ne détruit pas ses effets, et ne réveille pas la douleur de côté du malade affecté d'une pleurésie pernicieuse, s'il ne rappelle pas l'état soporeux, il me semble juste de supposer, que le quinquina est plutôt doué d'une propriété déprimante (quoique légère et spécifique) que de lui accorder une vertu stimulante.

Les observations propres à justifier mes doutes ne se bornèrent pas là. Je les avais communiquées à mon docte et profond concitoyen Joseph Ambri, et il me fit remarquer qu'un certain médecin de Parme, guidé par je ne sais quels principes (quoique doué pourtant d'une certaine expérience), administrait de fortes doses de quinquina aux pleurétiques, et les saignait tout à la fois largement ou avant ou après l'usage de l'écorce du Pérou; qu'il n'en résultait aucun mal, et que les avantages obtenus soit par la sai-

gnée ou par l'usage des autres remèdes anti-phlogistiques n'étaient pas troublés par l'emploi du quinquina. Peut-être ce médecin pensait-il retirer d'un
pareil fait quelques doutes ingénieux contre la doctrine moderne, qui déjà prenaitnaissance. Cependant
par des faits, il fournissait des argumens propres à
mieux faire connaître la manière d'agir de l'écorce
du Pérou. En me rappelant enfin attentivement la
conduite de beaucoup de praticiens, autant anciens
que modernes, je réfléchissais sur ce que jamais ils
n'avaient montré la moindre répugnance à combi-
ner dans beaucoup de maladies fébriles, et marquées
par un excès de stimulus, la décoction de quinquina à
l'usage de remèdes certainement anti-phlogistiques,
comme l'acide sulfurique et le tamarin; ce dont j'ai
déjà fait mention dans mes Considérations sur les
fièvres pétéchiales, ainsi que dans mes Lettres au pro-
professeur de Mattheis, en rapportant ce qu'avait
écrit sur le quinquina le célèbre Ramazzini, sans
oublier les savantes observations de l'illustre Dehaen.
« Cortice dato etc., Voyez le cahier V de Léonard,
pag. 289. » Par suite de ces considérations, quand,
étant appelé à la direction de la clinique médicale de
Bologne, et obligé aussitôt pour divers motifs de produire ma manière de penser relativement à l'action
de l'écorce du Pérou, j'ai cru devoir soutenir que
cette écorce agissait d'une manière obscure et *sui generis*, pour ce qui a rapport à la propriété de prévenir
le retour périodique des affections intermittentes;
que pour ce qui concerne son action ordinaire,
elle pouvait être ou stimulante ou contre-stimulante,

mais cela à un si faible degré, qu'elle ne trouble pas
l'action ni les bons effets des anti-phlogistiques,
Je ne voulus donner à cette déclaration aucune autre
valeur que celle du doute, fondé sur les faits que j'ai
rapportés ci-dessus. Je ne voulus pas même déclarer
ma manière de voir avant que d'avoir fourni à l'école
quelques preuves expérimentales. Je choisis dans la
clinique de 1816 un sujet robuste du lit n° 7 atteint
de pleurésie, et alors soulagé du point de côté, de
la toux, de la fièvre, par le secours de quelques saignées répétées et des remèdes antimoniaux. Je lui fis
prendre en deux jours deux onces de quinquina; il
ne se manifesta aucun symptôme d'accroissement de
stimulus; il ne fut pas non plus question du point
de côté, de toux ou de mouvement fébril ; il ne fut
enfin dérangé en aucune manière dans le cours de
sa convalescence, qui fut parfaite.

Mes idées ou mes présomptions sur l'action de l'é-
corce du Pérou fixèrent tellement l'opinion de mes
élèves, qu'à l'aide de beaucoup de faits, en peu d'années elles eurent de la valeur. J'appris de plus avec
plaisir que plusieurs autres (et le docteur Octavanie, de
Rome, tout le premier), indépendamment de ce que
j'avais exposé dans mon école, avaient aussi déduit
de leurs propres observations, d'excellens motifs
pour douter de la propriété prétendue stimulante du
quinquina, et je fus on ne peut plus satisfait de voir,
plusieurs personnes s'accorder avec moi dans la
considération des mêmes faits et du même doute :
la coïncidence spontanée des idées sur un même

sujet me fournissant un argument de conviction toujours plus grand pour affermir la vérité. Mais ce fut le docteur Rasori qui, le premier, ignorant certainement ce qu'intérieurement je suspectais relativement au quinquina, me communiqua ses doutes sur l'action de ce remède, d'après ce que lui-même avait observé, et l'idée qu'il s'en était formée. Les réflexions dont il me fit un tableau rapide, dans une lettre particulière, présagèrent de nouvelles découvertes relativement au grand mystère de la périodicité et de l'antidote du Pérou, et je fais des vœux pour la publication d'un ouvrage qui ne sera certainement pas inférieur à celui de l'*Épidémie de Gènes*, pour enrichir la médecine pratique de faits utiles, et afin de tracer de nouveaux sentiers à la découverte de la vérité. Il reste toujours prouvé, par tout ce que j'ai exposé dans cette appendice, par le succès du quinquina dans les prétendues angines, ou dans les ophtalmies périodiques intermittentes, que ce serait à tort que l'on voudrait déduire la présence de la diathèse asthénique dans de semblables inflammations.

§ 73. Les *inflammations périodiques intermittentes* sont-elles admissibles et démontrées? Les phénomènes d'un accroissement de stimulus et de turgescence dans une partie du corps, qui se réunissent à un accès de fièvre, et qui réagissent sur tout l'organisme, méritent-ils véritablement le nom d'inflammation, considérée comme processus dynamique, et semblable à celui qui est propre à un plegmon externe ou à l'érysipèle? Possèdent-ils les caractères propres à l'inflammation véritable, dans les pernicieuses concomittantes, pleurétiques, angineuses, et ophtalmiques citées par Rivière, Sagar, Torti et Selle? S'il est question des symptômes pneumoniques ou pleurétiques qui se développent pendant la chaleur d'une pernicieuse périodique, je crois qu'il est difficile de prouver que de pareils phénomènes soient vraiment le produit d'une condition morbide, semblable à celle d'un processus inflammatoire, ainsi que d'une distension, d'une turgescence des vaisseaux produites par des causes spéciales, qui ont agi d'une manière plus particulière sur un viscère que sur un autre, et à un degré tel qu'il puisse se dissiper aussitôt que le paroxysme fébrile cesse. S'il est question de phlogoses externes, comme les angines, les ophtalmies périodiques des auteurs déjà cités, nous pourrons bien dire, sans vouloir nier les faits des auteurs qui les ont rapportés, qu'il faut plus que la vie entière d'un médecin, et même de plusieurs pour en pouvoir découvrir une, puisqu'on ne sait pas qu'il y en ait eu d'observée dans notre hôpital, ni dans ceux des villes voisines : c'est ainsi que la difficulté, et, pour un grand nombre de médecins, le défaut d'observations semblables, a dû s'opposer aux rapprochemens que réclame nécessairement en médecine la philosophie la plus sévère, afin de décider si de pareilles affections intermittentes angineuses ou ophtalmiques ont absolument les caractères de la véritable inflammation.

« Periodicas inflammationes oculorum cum atroci
« sub paroxysmo dolore lacrymarum fluxu, etc., etc.,
« medicorum fasti loquuntur, » disait le célèbre
P. Frank, d'où l'on doit conclure qu'il n'était pas
même arrivé à ce grand praticien d'en observer, quoiqu'il ait exercé la médecine dans les premiers hôpitaux d'Allemagne et d'Italie. Mon illustre collègue, qui
avait également visité les hôpitaux les plus importans de la France et de l'Angleterre, citait bien l'au-
torité de quelques auteurs, mais il ne rapportait pas
un seul cas d'angine ou d'ophtalmie intermittente
observé par lui-même. Moi-même, qui ai vu un grand
nombre d'angines et d'ophtalmies de différens caractères, être occasionées en grande partie chez le
peuple par la constitution atmosphérique ; moi, qui
ai vu les fièvres intermittentes, principalement dans
les campagnes infectes du pays de Mantoue, revêtues de formes plus ou moins pernicieuses, et sous
tous les masques, moi enfin qui ai cherché et fait
chercher par mes amis, une véritable ophtalmie ou
angine intermittente, comme fait précieux qui pouvait me forcer à modifier quelques unes de nos
vues sur le processus phlogistique, je n'ai jamais pu
réussir à en obtenir un seul exemple. Je n'ai jamais
vu un œil véritablement enflammé, quelque grave
ou légère que fût cette inflammation, qui n'eût parcouru toutes ces périodes en augmentant, comme
font toutes les inflammations, du plus petit au plus
grand degré relatif de sa force ; et enfin, décroître,
marcher vers la résolution ou vers les diverses terminaisons qui lui sont ordinaires, sans que jamais

son cours soit interrompu par l'intermittence. Aussi, pour nous, qui connaissons la nature du véritable processus inflammatoire, constaté par mille exemples, l'inflammation intermittente nous paraît-elle presque impossible. Par ces motifs, même en admettant qu'il fût possible qu'une inflammation puisse avoir son cours interrompu, et qu'elle reparaisse d'une manière périodique, on ne pourrait pas encore supposer que sa nature fût asthénique : c'est pourquoi nous sommes contraints de croire que les auteurs ont confondu l'engorgement passager, une distension douloureuse occasionée par le choc de la chaleur fébrile et symptomatique de la fièvre, avec une véritable inflammation de laquelle la fièvre n'est qu'une conséquence. Il y a une très-grande différence entre l'engorgement passager d'une partie, occasioné par le trouble vasculaire d'une fièvre violente, soit par les dispositions naturelles de cette partie, ou bien par une susceptibilité plus grande acquise par suite d'une affection locale antérieure, et la turgescence profonde ainsi que le changement dans les conditions organiques qui constituent le véritable processus inflammatoire. Dans le premier cas, la turgescence et le stimulus local sont symptomatiques, et dépendent de l'accès fébrile ; ils cessent avec lui, sans laisser aucune trace, pour reparaître avec la fièvre : tandis que dans le second cas, l'accès fébrile est symptomatique, et dépend de la partie où le processus phlogistique s'est établi ; la fièvre peut bien cesser ou diminuer, et, par diverses modifications de l'économie, ne se montrer qu'irrégulièrement; mais l'inflammation, qui est la base de la maladie, persiste toujours, et suit son cours, plus ou moins lent, d'une manière plus ou moins variée, et avec des accès plus ou moins réguliers et non interrompus. Nous avons de cela une preuve aussi fréquente que positive dans l'ophtalmie, qui d'abord aiguë produit la fièvre, et qui, devenant ensuite chronique, ne dérange pas l'action du pouls, et continue sa marche lente et régulière, ou excite une nouvelle fièvre, si le processus devient plus vif. S'il arrive (ayant égard à cette turgescence ou à ce stimulus local simplement momentané, effet du choc fébrile dans une affection périodique intermittente), s'il arrive, dis-je, que pendant cette fièvre il se forme un véritable processus phlogistique, une véritable inflammation, alors celle-ci restera permanente, elle ne suivra plus les chances de la fièvre, en cessant ou en se reproduisant avec l'accès; c'est ce que nous observons en effet dans l'hépatite lente ou la splénite (obstructions du foie ou de la rate), qui sont le produit, le résultat de chocs violens et trop souvent réitérés de fièvres rebelles périodiques. Dans ce cas, la turgescence hépatique ou splénique, qui d'abord était symptomatique de la fièvre tierce ou quarte, et qui pouvait être traitée par les mêmes moyens que ceux que l'on appliquait au traitement de la fièvre, est devenue elle-même une maladie particulière, un processus indépendant de la fièvre. Et cette obstruction ou cette phlogose lente, quand elle sera arrivée à un certain degré, occasionnera elle-même une fièvre de réaction, une remittente, telle que les fièvres symptomatiques de processus phlogistiques; mais non une fièvre périodique intermittente, curable par le quinquina.

§ 74. Je me persuadais, et peut-être avec raison, que par ces considérations, j'avais détruit les objections de mon collégue, quand je retrouvai, il n'y a pas long-temps, un passage de la dissertation de l'illustre Guillaume Cappel de Gothingue, sur la pneumonite typhoïde, qui confirmait entièrement mon opinion par des raisonnemens analogues aux miens. « Quamquam, écrivait l'auteur, quamquam « multi eximii viri pneumoniæ intermittentis men- « tionem fecerint, nec ullo modo dubitari possit « sæpe morbos intermittentes esse observatos, qui- « bus consueta pneumoniæ signa fuerint communia, « eos tamen jure ad pneumonios referri negare au- « demus. Nobis enim ii adfectus nihil nisi sangui- « nis congestiones esse videntur, quæ pulmonum « structuram parum lædunt, cum motu febrili exis- « tunt, eoque sublato finiuntur. Ubi pulmonum « adest inflammatio, ubi eorum et structuram et « vires ita læsas censemus, ut post breve pyrexiæ « tempus sanam conditionem redire posse, incre- « dibile plane sit. » Pouvait-il mieux indiquer la différence qui existe (et ce sont les faits non équivoques de l'inflammation qui nous forcent de l'admettre) entre la congestion symptomatique d'une partie, produite par l'accès fébrile qui se dissipe enfin avec lui, et le processus véritablement inflammatoire, qui s'établit d'une manière profonde, trouble les conditions de la fibre organique, et qui enfin, suit un cours inévitable et non interrompu ? Combien de réflexions et de faits précieux se trouvent renfermés dans l'utile collection « Sylloge opusculorum medicorum » du chevalier Brera ! Combien en retrouve-t-on encore dans le recueil « Delectus opus-« culorum » de Frank ! Ces deux collections et celle de Baldinger, et quelques autres parmi les grands classiques anciens : par exemple, Arété et Sydenham, Boërhaave et Vanswieten, Morgagni et Dehaen, Stoll et Borsieri, sont les sources immenses, dans lesquelles ont été puisées les preuves à l'appui de la pathologie de l'inflammation, que nous avons exposée, ainsi que les matériaux propres à la fondation de la doctrine médicale que nous professons. Aussi, formai-je le vœux de voir les auteurs classiques de médecine pratique étudiés ; c'est, selon moi, le seul moyen d'être convaincu que la pathologie italienne d'aujourd'hui est fondée sur les faits observés dès la plus haute antiquité.

§ 75. De nouvelles objections contre l'identité de la phlogose auront été remarquées par qui a lu le second volume de la *nouvelle théorie des fièvres* du docteur Amoretti ; il les a pareillement reproduites dans un autre ouvrage « *Réfutation de la nouvelle doctrine médicale italienne.* » Ces objections cependant ne nous forment pas un grand obstacle, puisqu'elles ont été en grande partie détruites par les considérations précédentes, et que d'un autre côté, elles viennent s'appuyer de quelques-unes de mes propres expressions, que l'auteur semble

malheureusement ne pas avoir assez méditées.
L'*exubérance fébrile* et *l'incitation* augmentée par
la chaleur d'une fièvre périodique, indiquent, dit
M. Amoretti, une *augmentation de stimulus.* Cependant ces phénomènes appartiennent aussi à une intermittente *de nature asthénique*, et on la traite avec
le quinquina; il peut donc y avoir aussi des phénomènes d'exubérance même dans une maladie asthénique, ainsi la fièvre et l'inflammation peuvent être de nature asthénique. On peut facilement
répondre à ces objections, en considérant, 1° que
les bons effets du quinquina et de tous les autres
amers qui sont ses succédannés, pour prévenir le
retour périodique des phénomènes intermittens, ne
prouvent ni l'action stimulante de l'écorce du Pérou,
ni la nature asthénique de la maladie. D'après ce que
nous avons observé dans nos considérations pratiques
et dans nos leçons sur la fièvre intermittente, la périodicité est un phénomène très-singulier, et entièrement séparé et indépendant de toutes diathèses; la
puissance secrète du quinquina (sans qu'il soit stimulant, puisque dans différens cas il peut être utile conjointement avec la saignée) ou des remèdes analogues, pour dompter la périodicité morbide, a une
manière d'être qui lui est propre. 2° Il faut considérer, que quand même cette condition secrète, par
laquelle l'abattement et le froid se reproduisent,
serait asthénique, ce ne serait pas une raison pour
que l'exubérance des fonctions, la vibration artérielle, et la chaleur fébrile (qui succèdent à ce premier abattement) dussent être considérés comme

l'expression de la diminution du stimulus et de conditions dites asthéniques. M. Amoretti trouvera quelques fièvres intermittentes, dont il pourra arrêter les accès, par l'usage du vin ou de l'opium, pourvu qu'il applique ces remèdes dans le temps de l'apyrexie, avant le froid, et assez à temps pour le prévenir. Mais il n'osera jamais administrer, ni l'opium ni le vin, pendant la chaleur ou l'excitation fébrile, puisqu'ils deviendraient pernicieux pendant cet état, où la nature même, si vénérée par Hippocrate, demande de l'eau, et se délecte par les boissons froides, sub acides et anti-phlogistiques. Quand M. Amoretti connaîtra notre manière de voir relativement à la périodicité, il verra combien cet état nous éloigne, et est différent des lois communes de la diathèse.

§ 76. D'après ce que nous venons de dire, M. Amoretti cessera peut-être de demander si les phlegmasies (de la rate ou du foie, par exemple) qui ont lieu pendant une fièvre périodique sont causes ou effets de la fièvre, en concluant qu'étant dans beaucoup de cas la conséquence de la fièvre, elles ne peuvent pas être de nature sthénique, puisqu'elles dérivent d'une fièvre qui a le caractère d'asténie et qu'elles se guérissent également par l'usage du quinquina. De ce que nous avons dit, il est facile de comprendre comment, quand même la condition première, d'où dérive la période du froid, serait asthénique, il peut survenir cependant, pendant la période de chaleur et d'excitation fébrile, une phlegmasie dans les parties qui y seraient prédisposées; et si cette phlegmasie est véritable, si c'est un processus phlogistique, elle sera alors une condition de stimulus excédant, semblable à toutes les autres inflammations. Les turgescences de la rate, etc., qui seront encore dépendantes du choc fébrile réitéré, et qui ne doivent pas porter le nom d'inflammation, céderont au quinquina en même temps que la fièvre. Mais quand la fièvre aura donné lieu à une inflammation, à une véritable phlegmasie, à un véritable processus phlogistique, aigu, pernicieux ou lent, comme ce que l'on appelle obstruction. Ce processus restera tellement indépendant de la fièvre, qu'après sa guérison, il persistera pendant long-temps, et ne pourra plus être traité par le quinquina, mais, pour se dissiper, il réclamera des remèdes résolutifs ou apéritifs, ainsi nommés, tels que la rhubarbe, l'aloës, les sels neutres purgatifs, etc., comme nous l'enseignent l'expérience et les bons praticiens.

C'est à tort que M. Amoretti prétend, que je suis forcé, presque par une coalition, d'admettre une inflammation asthénique, parce que, dans mes recherches sur la fièvre américaine, j'avais cru devoir admettre dans quelques cas la fièvre nerveuse asthénique. En écrivant son second volume en 1817 il n'était ni délicat ni juste d'appuyer une objection sur ce que j'avais écrit en 1805, puisqu'il existait des écrits postérieurs à cette époque, qui prouvaient suffisamment qu'en étudiant ultérieurement sur cette matière, j'avais cru devoir réformer ma première opinion. Encore bien moins devait-il reproduire la même objection dans son dernier ouvrage publié en 1818, ne devant pas ignorer alors ce que j'avais dit dans mon Introduction, ainsi que dans beaucoup d'autres écrits, relativement au fond ou à la diathèse de la véritable fièvre continue. Et comment, pour montrer également que j'admets la fièvre nerveuse, asthénique et pour déclarer enfin que je suis forcé d'admettre même l'inflammation, comment, dis-je, cite-t-il (sûrement parce qu'il ne les a pas bien comprises,) les propres expressions de mon Introduction « sans exclure la possibilité d'une affection nerveuse aiguë de diathèse opposée »? Peut-être que pour lui l'expression *di acuta affezione nervosa* est le synonyme de fièvre ? Peut-être que le *cholera morbus*, quand il peut être traité par l'opium, n'est pas une affection nerveuse très-aiguë, sans qu'on puisse l'appeler fièvre ? Ne me suis-je pas ultérieurement prononcé sur l'idée que j'avais de la nature phlogistique des fièvres nerveuses, et du typhus (quand elles sont véritablement continues) dans les lettres que j'ai écrites au professeur Mattheis ? Si, à la page 74 de mon Introduction, à la fin de la note 13, je me suis borné à conclure, que le plus grand nombre au moins de fièvres nerveuses aiguës reconnaît pour base un processus phlogistique, et si je n'ai point osé déclarer que toutes absolument dépendaient de ce processus, ce fut afin de laisser une marge à l'idée, (qui n'était pas entièrement détruite en moi, qu'une fièvre pouvait être entretenue par l'application continuelle d'un principe d'irritation, sans que toujours (quoique dans le plus grand nombre de cas) au trouble et aux souffrances de l'irritation, il dût succéder une inflammation. La fièvre dite *vermineuse*, par exemple, est pour moi dans le plus

grand nombre des cas d'une fièvre gastrique ou nerveuse auxquelles les vers viennent s'associer, comme
ils peuvent survenir dans la fièvre qui suit l'opération
de la taille. Les fièvres gastrique et nerveuse, comme
on aura lieu de le remarquer dans la suite de cet ouvrage, sont pour moi des fièvres phlogistiques, ayant
leur siége principal, ou dans la phlogose diffuse du
système hépato - gastrique, ou dans les enveloppes
du système nerveux. Dans ces cas, les vers forment
une complication que l'on soustrait au moyen des
anthélmintiques, sans que ceux-ci suffisent à guérir
la maladie principale, qui exige, pour être domptée,
une méthode anti - phlogistique soutenue. Malgré
cela, je n'oserais pourtant pas exclure absolument le
cas où une fièvre (accompagnée de phénomènes nerveux) serait produite et entretenue seulement par
les vers; car dans ce cas, leur présence constituerait
la cause principale de la maladie, et alors les anthel-
mintiques, en expulsant les vers, pourraient aussi faire
cesser la fièvre. Voilà comment aux fièvres nerveuses
aiguës (il y en a beaucoup et presque toutes) qui
doivent leur origine à quelque processus phlogistique, on pourrait ajouter peut-être quelques fièvres
qui ne seraient entretenues que par une irritation,
sans que l'on soit en droit, en l'admettant, de conclure
qu'il existe une fièvre continue *asthénique* ou par
défaut de stimulus, comme le pourrait prétendre
mon antagoniste. Je le répète, *les affections nerveuses aiguës*, dont j'ai fait mention dans mon Introduction, et que je déclare pouvoir dépendre d'une
diathèse opposée, ou par défaut de stimulus, ne de-

vaient pas être interprétées par M. Amoretti comme étant affections fébriles, puisqu'il arrive beaucoup de cas où une affection peut être, soit nerveuse ou aiguë, sans que pour cela ce soit une fièvre. Concluons donc. Dans les derniers écrits que j'ai publiés, et dans mes Leçons sur la fièvre, qui existent manuscrites, et qui ont été répandues par mes élèves, dans un si grand nombre de contrées, et qui, par conséquent, ne doivent pas être ignorées en Piémont, j'ai corrigé l'idée que j'avais il y a quinze ans, que la fièvre continue puisse être asthénique dans quelques cas. Guidé par les faits, je me suis vu forcé par la nécessité d'admettre une condition phlogistique, comme étiologie de la fièvre continue, ainsi que de la nerveuse, en exceptant tout au plus quelques cas de fièvres qui sont entretenues par l'irritation, curables par tous autres moyens que par les excitans, conditions bien différentes de celles qui naîtraient du défaut de stimulus. Mon antagoniste ne devait donc me croire forcé d'admettre *une inflammation asthénique*, qu'en remontant à ce que je pouvais avoir dit sur la fièvre, en 1805.

§. 77. La triple division établie par le célèbre Guani de l'inflammation en *sthénique, asthénique et irritative*, ne renferme, quant à la première partie, aucune autre objection que celle que l'on voudrait retirer de la faible manifestation des symptômes phlogistiques et du passage facile de l'inflammation dite maligne à la gangrène, pour soutenir la phlogose asthénique. Quant à la phlogose irritative, je proteste n'avoir jamais cru que cette phlogose, observée dans le processus qui la constitue, et non dans les causes qui l'ont produite, puisse être considérée différente des autres inflammations. Je n'ai jamais pu concevoir par quels caractères ou symptômes, par quelles conséquences et par quels remèdes propres à la combattre, une inflammation suscitée dans un œil irrité, par la présence d'un insecte, qui se serait niché dans l'intérieur des paupières, pouvait être différente de celle qui est produite par l'action du feu. Quelle différence peut-il y avoir dans une inflammation de la vessie, qu'elle soit occasionée par les aspérités d'un calcul, ou bien par la division faite par l'opérateur, par une course rapide, l'abus des spiritueux ou le virus syphilitique de la blennorrhagie? Cette différence consistera seulement en ce qu'étant entretenue par la présence d'un corps irritant, elle résistera à tous les moyens anti-phlogistiques les plus propres à combattre l'inflammation tant que la cause subsistera ; tandis qu'au contraire, provenant de l'effet de la chaleur ou du vin, qui ont déjà cessé d'agir, elle reste entièrement à la disposition du médecin, et peut céder en proportion de l'activité et du choix des moyens curatifs. Quelle différence y a-t-il dans la nature du processus phlogistique, c'est-à-dire, en ce qui regarde la partie curable de la maladie, d'un érysipèle produit par l'insolation, et d'une scarlatine occasionée par un virus spécifique? Quelque soit la première manière d'agir de ce virus, je vois dans la scarlatine et la rougeole, à l'exception d'une forme particulière, les mêmes phénomènes propres à la phlogose cutanée, ainsi

14

que l'excitation fébrile que l'on observe dans l'érysipèle; aussi les praticiens, guidés par l'identité de la
condition morbide essentielle, ont-ils également
recours à la saignée (quand la force de la maladie
l'exige) dans l'érysipèle, la scarlatine et la rougeole,
comme également ils y ont recours dans une violente cystite ou orchite, qu'elles proviennent du
virus vénérien, de l'abus des spiritueux ou de l'action du colorique. Je me suis déjà suffisamment
expliqué sur cela dans mes *Recherches sur la fièvre
d'Amérique*, dans mon *Introduction à la nouvelle
doctrine*, ainsi que dans mes *Lettres au docteur
Mattheis*. Enfin l'inflammation, considérée par ce
qu'elle est en elle-même, ainsi que dans ses fins et
produits, est un processus toujours semblable à lui-
même, qu'il soit occasioné par le froid ou la chaleur, soit qu'un stimulus excessif l'ait immédiatement créé par l'effet de l'excitation, soit que des
substances irritantes ou mécaniques l'aient préparé,
par l'intermédiaire de leur action irritante.

§ 78. Finalement, ce qui a été dit dernièrement
en Toscane par l'auteur des *Recherches pathologiques sur la nature de l'inflammation*, ou n'ajoute
aucune objection à celles suffisamment remarqua-
bles qui ont été faites plus haut; ou présente (en
s'attachant à la valeur des expressions) une telle
contradiction de maximes, que l'on pourrait difficilement en argumenter sous quel aspect on doit voir
la nature du processus phlogistique, considéré en
lui-même, et à laquelle des deux classes de remèdes
on devrait recourir pour le traiter avec avantage.

L'importance qu'il attache à la production de l'inflammation par un engorgement de sang dans les
vaisseaux, par l'atonie ou la faiblesse d'une partie,
ne peut être comparée à l'importance de la puissance stimulante, *capable de toute autre chose que
de débiliter*, et produisant l'inflammation dans les
tissus d'un athlète *dont les fibres sont dans un tout
autre état que dans celui d'atonie*. Par quelle prévention hypothétique put-il jamais avoir été conduit
à penser, que le feu, le vin, l'abus des aromats et
des spiritueux, enflamment la peau et le poumon, ou
produisent une gastrite ou une phrénite, en affai-
blissant et rendant trop facile à être engorgés par le
sang les vaisseaux de la partie qui s'enflamme?
Pourquoi et dans quel espoir a-t-il renoncé à la simple
et antique explication du processus phlogistique,
déduite de l'épine de Vanhelmont, d'Etmuller ou de
De Gorther, reproduite avec une légère différence
dans les expressions, par tous les pathologistes, et
adoptée par les illustres professeurs de clinique,
Fioriani et Borsiéri? En traitant de la question ha-
sardée, sur la prétendue double nature de l'inflammation, l'auteur se rapprochant des maximes que
j'avais si fortement défendues, s'exprime ainsi :
« Tant que l'inflammation et la congélation, l'en-
« gorgement et l'inaction ne seront pas synonymes
« et n'indiqueront pas la même affection organique
« ou nosologique, il sera toujours absurde d'admet-
« tre deux phlogoses de nature différentes. A la
« vérité si la glace, les acides, les astringens, et
« enfin la saignée, quoique plus rarement, ont été

« dans tous les temps proposés et employés avec un
« heureux succès par les praticiens, même dans la
« phlogose dite maligne, bilieuse, nerveuse, lente, etc.
« Comment pourra-t-on inférer, que cette espèce de
« phlogose soit de nature tout-à-fait opposée à celle
« que l'on nomme légitime, aiguë, etc., d'autant
« plus que les deux espèces sont suivies à peu près
« des mêmes résultats et des mêmes symptômes
« consécutifs ». Et qui pourra d'après cette déclaration, concilier les avantages que l'auteur se promet
dans certains cas d'inflammations externes de l'usage
du vin, de l'alkool, de l'éther et autres liqueurs
spiritueuses propres, dit-il, à corriger cette atonie,
cet engorgement qui ont occasionée et qui entretiennent l'inflammation? Qui ne sera pas étonné en
lisant les notes 46 et 48, de voir comment l'auteur
va à la recherche de toutes sortes de documens,
desquels il résulte, que l'inflammation a été quelque
fois traitée avec succès par les remèdes excitans?
Je voudrois bien qu'avec un peu plus de patience,
il ait pu approfondir les passages de certains ouvrages, et qu'il les ait considérés dans toutes leurs relations. En parlant P. E. de mes *Recherches sur la
fièvre d'Amérique*, je voudrais qu'il en eut saisi le
vrai sens, il aurait plus facilement compris comment,
dans quels cas et dans quelles circonstances, et à
quelle époque de la maladie, l'usage des excitans
dans les affections phlegmasiques, avaient pu, ou être
utiles, après avoir dissipé une inflammation locale,
ou être plus salutaires à un système profondément
déprimé, que nuisibles à une partie enflammée qui

peut être de peu d'importance à la vie, ou enfin, paraître avoir été utiles, parce qu'ils n'ont pas produit
de grands désordres, qu'ils ont laissé une fausse lueur
de triomphe, parce qu'ils n'ont pas tué le malade.
A cet argument auquel ont recours certains auteurs,
même de réputation, ou par prévention ou par insuffisance, à cet argument, dis-je, déduit de quelques
guérisons (que l'on aurait mieux fait d'appeler résis-
tance de la mort) obtenues par l'usage des excitans
employés par quelques-uns du vulgaire, dans les inflammations, l'immortel Thomas Sydenham, avait
déjà sagement répondu, il y a cent soixante ans. « Non
« sufficere ad comprobandam in acutis medendi ra-
« tionem ut feliciter cederet (cùm ab imperitissima-
« rum muliercularum temeritate sanentur nonnulli)
« sed requiri adhuc ut morbus nullo negotio victus
« quasi suopte ingenio cedat, atque abitum adfectet,
« quantum ejus natura fert ». L'opposition à un mil-
lion de faits, qui justifient les avantages de la méthode
anti-phlogistique, plus ou moins active, dans les affections phlegmasiques, est à la vérité peu digne de
critique ou de réponse, quand on considère que
quelques malades n'ont échappé au double péril de
la maladie et d'une méthode curative fausse, qu'à la
faveur d'une constitution heureuse, ou du peu d'importance des parties dénaturées par une inflammation mal guérie. En faisant des recherches sur l'inflammation, on ne retrouve aucun cas particulier qui
n'atteste que la nature, le génie, la diathèse et la condition morbide ne sont qu'un et proviennent toujours de l'augmentation de stimulus. C'est l'histoire

entière de l'art depuis Hippocrate jusqu'à nous, ainsi que le cri universel et uniforme de tous les praticiens, c'est l'ouvrage de plusieurs siècles, et le fruit d'expériences constantes et non interrompues.

CHAPITRE XI.

La pratique, et souvent même le langage des auteurs qui admettent l'inflammation asthénique, ne s'accordent pas toujours avec cette idée.

§ 79. Si les plus simples inductions, résultant uniquement de la comparaison des faits, ont quelques valeurs en médecine, et si les observations et les méditations de plus de quatre lustres, sur l'inflammation, n'ont point été détournées du vrai, il me semble possible de pouvoir soutenir avec raison que la phlogose par elle-même est un processus toujours identique, et provient toujours de l'accroissement du stimulus. L'idée d'*inflammation asthénique* dans le sens de *processus de stimulus en défaut*, me paraît insoutenable; et certainement qu'il n'est pas permis dans l'état actuel de la médecine, de s'appuyer ainsi de la décision d'aucune personne, quelle que grande que pourrait être leur réputation, puisqu'il est impossible de soumettre à l'analyse, les fondemens d'une opinion abandonnée du plus grand nombre. Quant à moi, disposé comme je le suis toujours à soumettre mon opinion aux faits et aux raisonnemens qui pourraient servir à la faire infirmer, je déclare en même temps comme ridicules et nulles, toutes les oppositions qui ne pourraient pas prouver l'insuffisance de chacun des argumens et des faits que j'ai rapportés sur l'*identité de la phlogose*, dans mes Recherches sur la fièvre d'Amérique, ainsi que tous ceux que contient cet ouvrage. Il est question d'une maxime qui est si importante pour la nouvelle doctrine, et cette doctrine commandée par la nécessité de détruire les erreurs pernicieuses introduites dans la médecine par Brown, dictée par l'avantage de réunir en un corps de simples maximes, les résultats généraux de l'expérience de tous les temps ; cette doctrine, dis-je, qui procède avec calme et toujours avec l'appui des faits et par des applications plus étendues, ne saurait être ternie par des assertions gratuites, ou par des oppositions superficielles.

§ 80. A quoi servirait-il de dire, par exemple, que Pinel et Clarke, que Sprengel, Reil et Thompson admettent l'inflammation asthénique. Pourquoi objecterait-on, que quelques médecins cliniques distingués des autres universités, conservent encore la distinction des phlogoses de diathèses opposées ? J'étais moi-même, dans les premières années de ma pratique, livré à une même erreur, et le mauvais succès de la méthode excitante, dans les prétendues inflammations asthéniques, contribua beaucoup à me faire ouvrir les yeux, sur la terminaison funeste qui s'effectuait également sous la main d'hommes plus experts que moi dans la doctrine de Brown. Cette erreur était commune à tous, et existerait encore aujourd'hui, sans l'analyse la plus patiente des faits et des argumens relatifs à l'asthénie ou inflammation maligne, ainsi qu'au genre de remèdes généralement recommandés dans ce cas. Cependant l'opinion d'hommes distingués et pour lesquels j'ai la plus grande vénération, leur opinion, dis-je, relative à la double inflammation, ne pourra jamais avoir aucune valeur pour moi, tant que les motifs que j'ai exposés, déduits continuellement des faits, ne seront pas bien connus de tous et déclarés insuffisans par le plus grand nombre, d'après l'examen impartial et le jugement des vrais médecins cliniques. J'aurai le droit de considérer mes idées comme ignorées ou victorieuses, tant que je ne les verrai pas renversées par des faits opposés. Peut-être d'une autre part, que la pratique de ceux qui admettent l'inflammation asthénique s'éloigne beaucoup de la théorie, ou s'en écarte au moins tellement, que la différence d'opinion gît seulement dans celle du langage, et laisse un champ ouvert à une conciliation facile. Peut-être, ceux qui regardent comme admissible la phlogose asthénique, regardent-ils toujours ou comme stimulans ou producteurs de la prétendue contre-irritation, le tartre stibié, le kermès minéral, l'oximel scillitique, l'acide sulfurique et muriatique et pareils remèdes qui sont utiles dans les pneumonites ou les angines réputées asthéniques, gangréneuses ou malignes. Peut-être croient-ils la décoction de quinquina douée d'une grande vertu stimulante, quand à l'exemple des meilleurs praticiens on s'en sert conjointement avec les acides végétaux et minéraux, et après l'usage de l'émétique, recommandé indistinctement par tous, dans les inflammations dites malignes et nerveuses. Et peut-être finalement en traitant des inflammations chroniques (telles que l'hépatite lente la splénite, etc. vulgairement qualifiées du titre d'obstructions) que si elles sont considérées comme provenant de l'atonie supposée ou relâchement dans la texture des viscères, ou bien d'un engorgement asthénique, que cela ne provient que de la vertu stimulante supposée au mercure tant vanté et si utile dans de pareilles affections, et de ce que l'on a regardé comme excitans, les amers, l'acétite de potasse, le muriate de baryte dont on retire un si grand avantage dans le traitement de ces infirmités : remèdes qui, si on voulait le confesser de bonne foi, ont une toute autre manière d'agir que celle d'exciter, si on la compare aux effets de l'opium, du vin et des aromats.

§ 81. Je crois que difficilement on trouvera un praticien expert, aussi partisan qu'il puisse être de l'inflammation asthénique, qui omette l'emploi de l'émétique et des antimoniaux dans le traitement des inflammations dites malignes ou nerveuses, du poumon ou de la gorge. Rarement il oubliera de prescrire dans de pareils cas une abondante boisson pectorale dite résolutive; il aura recours à la scille, à la gomme ammoniaque et au kermès. Celui qui traite de pareilles maladies avec l'opium, le vin, le carbonate d'ammoniaque et l'ether, se permettra peut-être aussi dans quelques circonstances l'usage du musc, quand les soubresauts des tendons surviendront, et surtout d'après une théorie dépourvue de l'appui des faits; mais ce remède aura été précédé de l'usage de l'émétique, du kermès ou autres remèdes semblables, et ayant sans aucun doute, une action contre stimulante : il restera ensuite à savoir auquel de ses remèdes opposés sera due la victoire que l'on aura remportée. On aura promptement re-

cours à l'exemple de Pott, avec la plus grande confiance et beaucoup de courage, à l'usage de l'opium,
dans la gangrène sèche des extrémités, ou bien au
musc et à l'ammoniaque, d'après les conseils de
White: avec quel résultat cependant, nous pourrions
presque le deviner, en rappelant à notre mémoire,
la mortalité qui a toujours suivi cette maladie (presque toujours mortelle), malgré les doses les plus
fortes d'opium, de musc, d'ether, de vin et de quinquina. Que l'opium employé d'après la méthode de
cet Anglais, ait été au nombre des cas suivis du malheureux événement, cela est assez prouvé par la nécessité dans laquelle les praticiens ont été depuis, et
en Angleterre même, obligés de l'abandonner et de
recourir à de hautes doses de nitre, reconnu très-
utile dans la curation de la gangrène, si l'on peut
ajouter foi aux histoires rapportées dernièrement
par Cumming. Non-seulement en Angleterre, mais
encore en Italie, d'après les motifs ci-dessus exposés,
les médecins et les chirurgiens experts et habitués à
traiter des gangrènes dans les grands hôpitaux, ont
dû abandonner la méthode excitante de Pott et de
White; ils se laissèrent guider par l'expérience, et
furent contraints d'employer les remèdes qui ont
une action directement opposée, c'est-à-dire les
anti-phlogistiques. D'un autre côté, comme dans la
gangrène sèche des extrémités, la partie gangrenée
n'est plus susceptible de guérison, et que la seule
indication à remplir est de la séparer du vif en la
circonscrivant, il devient probable qu'alors l'o-
pium est devenu utile en augmentant l'inflammation

(qui précède et circonscrit la gangrène), en déter-
minant une prompte suppuration, et en séparant par
ce moyen la portion gangrenée de toute relation
avec les parties vivantes. Mais quelque soit l'usage
que l'on ait pu faire de l'opium dans la gangrène des
extrémités, comment en expliquera-t-on les avantages? (je n'ai jamais été assez heureux pour en
obtenir aucun); et enfin, quelque soit le désordre
empirique qui ait été occasioné dans des parties incapables de compromettre la vie, (et sur lesquelles il ne faut qu'un moment pour propager la
maladie en augmentant l'inflammation, pourvu que
l'on soit parvenu à séparer la portion morbide par la
suppuration), la conduite des praticiens a toujours
été bien différente dans le traitement des inflammations internes qui pouvaient aussi menacer de la
gangrène. Si cette dégénérescence fatale est formée,
ou même commençante seulement dans le poumon,
ou le foie, ou les intestins, il ne reste aucun espoir;
lemalade est déjà perdu, puisque l'on ne saurait tenter
aucun moyen pour séparer des parties vives la portion gangrenée. Mais tant que la dégénérescence
gangréneuse n'est pas encore survenue, qu'il n'y a
pas de menace de gangrène, il n'existe pas d'inflammation maligne, et l'on ne saurait persuader
aux bons praticiens, d'essayer l'usage exclusif de
remèdes véritablement excitans ou stimulans, dans
la pneumonite, l'angine l'hépatite maligne ou la
nerveuse. Tout au contraire comme je l'ai déjà dit,
ils ont vanté les succès de l'émétique, du kermès, de
l'acide sulfurique, de la myrrhe et du quinquina.

Et, de ce qu'ils se sont abstenus d'employer l'opium dans ces inflammations internes, parce qu'elles menaçaient de dégénérescence gangréneuse, nous devons en inférer, que si l'opium est utile dans quelques gangrènes des extrémités, il n'est utile qu'en augmentant l'inflammation, et circonscrivant par ce moyen la gangrène. Aussi serait-il convenable de démontrer que l'opium et les autres excitans ont diminué l'inflammation qui précède la gangrène, pour pouvoir prouver que cette inflammation était de nature asthénique, comme on le prétend, et qu'elle pouvait être traitée par la méthode excitante.

§ 82. Les aphithes, les parotides, les décubitus ainsi appelés, ou les plaies phlogistico - gangréneuses de la région sacrée, qui se développent dans le cours du typhus, des fièvres pétéchiales ou nerveuses, devraient être sans aucun doute des *inflammations asthéniques*, s'il pouvait exister quelque inflammation par défaut de stimulus. De semblables phlogoses furent à la vérité déclarées asthéniques par les défenseurs de Brown, aussi leurs cris de guerre n'étaient-ils dirigés que contre l'épuisement de l'incitabilité et la faiblesse indirecte, et l'ancre de salut ne se retrouvait-il que parmi les remèdes les plus excitans. Cependant l'empire de la faiblesse indirecte, étant tombé ou au moins très-limité par d'aussi grands désastres, quoique beaucoup de médecins rendent encore un certain culte asthénique à la fièvre nerveuse et au typhus, on ne voit plus aucun écrivain, ni un médecin sensé proposer, l'usage de l'opium, de l'ether ou du vin dans le traitement des paro-

tides, des aphthes et des plaies décubito-gangré-
neuses. On s'est bien servi du quinquina, mais avec
lui on a également employé la myrrhe, ou le sel
ammoniaque dans le traitement de ces gangrènes. Il
n'y a personne, quelque partisan qu'il soit de la
phlogose asthénique ou maligne, qui ne traite les
aphthes avec les antimoniaux, le tamarin, l'acide
sulfurique, le borax, et d'abondantes boissons anti-
phlogistiques. Et depuis long-temps il en est peu qui
ne traitent les parotides qui se développent dans le typhus, par la même méthode plus ou moins active, telle
que celle à laquelle on a recours dans les autres affections phlogistiques; n'épargnant pas même la saignée quand la force de l'inflammation la reclame,
à l'exemple des médecins de l'antiquité. Le triomphe
de la nouvelle doctrine est véritablement assuré,
par l'abandon que l'on a déjà fait des remèdes excitans dans le traitement des inflammations que l'on
persiste encore à vouloir appeler asthéniques; et l'on
peut vérifier chaque jour cette contradiction, entre
les principes émis et la méthode curative, en faisant
attention à la conduite de ceux qui sont même les
plus difficiles à se ranger de notre bord. Avant mon
départ de Parme, il y a quelques années, il existait
encore une assez grande différence d'opinion entre
moi et mon illustre concitoyen, relativement à la
déclaration que j'avais faite, du génie toujours identique de l'inflammation. Il ne pouvait pas se détacher de l'idée de la phlogose asthénique; et cependant au lit des malades, où il nous arrivait souvent
d'être ensemble, nous fûmes toujours d'accord sur

la méthode curative qu'il convenait d'employer dans
l'inflammation appelée vulgairement asthénique.
S'il était question d'inflammations chroniques, soit
du foie, de la rate, de l'utérus, de phthisie pulmonaire, d'ophlalmite lente, les aperitifs ainsi nommés,
comme l'acétite de potasse, l'aloes ou la rhubarbe,
les antimoniaux, l'extrait d'aconit, le muriate de
baryte, l'épicacuanha, les drastiques ou autres contre-
stimulans semblables, étaient les moyens qu'il proposait ou approuvait; ainsi s'évanouissait par le
fait, en thérapeutique, la différence d'opinion qui
existait entre nous relativement aux maximes générales de la pathologie. S'il était question de congestions inflammatoires, qui se développent pendant le
cours du typhus pétéchial, il n'était pas à la vérité
aussi résigné que moi pour pratiquer la saignée,
mais il ne désapprouvait pas l'application des sangsues; et sa méthode curative, quoique moins décidée que la mienne, n'en était pas moins anti-
phlogistique. Les boissons aqueuses abondantes, et
les antimoniaux, étaient aussi pour lui les moyens
habituels pour traiter ces affections, ce que l'on
peut encore vérifier en examinant la méthode curative qu'il a proposée dans la dernière épidémie
pétéchiale, qui ne diffère en rien de celle que j'avais
proposée à Bologne, à la commission de santé; enfin
depuis qu'il a acquis l'expérience des funestes in-
convéniens de la méthode brownienne, pendant les
premières années de sa clinique dans l'hôpital de
Parme, où il traitait, et toujours avec un triste
succès, les typhus, qui s'accompagnaient des paro-

tides, d'aphthes, de gangrène, et de plaies décubi-
tales, avec des fortes doses de musc et de vin, d'e-
ther et d'ammoniaque; je ne l'ai plus vu traiter
par de pareils moyens la phlogose, appelée typhoïde.
Il y a à Parme des médecins et des pharmaciens qui
peuvent attester le changement qui s'est opéré dans
sa méthode de traitement, depuis cette époque. C'est
ainsi que j'ai vu d'autres médecins experts, et certains auteurs se rapprocher dans leur pratique de
ces principes qu'ils n'admettent pas encore dans
leurs discussions, ni dans leurs écrits. Et je me
suis également aperçu, que quelques-uns semblaient au lit du malade, s'attacher à une nosologie et à une classification de maladies bien différente de celle qu'ils avaient adoptée dans leurs
écrits. L'illustre Raggi, par exemple, admettait encore dans les dernières années de sa trop courte
carrière, l'existence de l'inflammation asthénique.
Et dans ses ouvrages, il n'y aucune inflammation,
en commençant par la plus grave encéphalite ou
pneumonite, et marchant enfin jusqu'à la plus légère affection exanthématique, qui ne soient décrites sous les deux aspects d'asthénie et de sthénie.
Mais dans sa clinique, on n'a presque jamais remarqué aucun cas d'inflammation asthénique, et
son genre de traitement était toujours en rapport
avec celui des médecins qui admettent l'identité
constante de la phlogose, toujours entretenue (ayant
égard aux degrés ainsi qu'aux modifications que
peuvent apporter à la maladie la partie affectée),
par un excès de stimulus. Mais j'en appelle auprès

du distingué professeur Pinali, qui pendant tant d'années a été son adjoint à la clinique interne de Pavie, et j'invite en même temps tous les élèves de cette école, qui aujourd'hui sont des médecins accrédités dans la Lombardie et au dehors, de déclarer si la méthode curative de ce docte médecin clinique ne se rapportait pas avec celle adoptée par les propagateurs de la nouvelle doctrine, à laquelle les observations mêmes de ce grand homme ont été très-utiles. Le célèbre professeur Antoine Testa, quoique enclin à considérer l'inflammation comme cause ou condition pathologique du plus grand nombre des maladies, n'adoptait cependant pas encore le langage de la pathologie moderne; quant à la fièvre pétéchiale et autres affections phlogistiques qui s'y associent, ses idées, dans la chaire, n'étaient pas tout-à-fait conformes avec celles d'aujourd'hui. Cependant mes amis, les médecins Valorani, Gajani et Barili, qui furent ses disciples, m'ont assuré que sa méthode curative était entièrement anti-phlogistique, même dans le typhus ancéphalite; et bien certainement qu'il ne traita jamais les parotides ou les aphthes qui se développent dans le cours des fièvres pétéchiales, ainsi que la gangrène ou les décubitus, par la méthode excitante de Brown et de Weikard, au contraire il la désapprouvait hautement. Quelles sont donc (je dois le redire) *les inflammations asthéniques* que l'on doit traiter par la méthode excitante, si ce ne sont celles qui se développent dans la fièvre nerveuse, considérée par les adversaires de la nouvelle doctrine comme maladie éminemment asthénique?

§ 83. Le célèbre Pinel, dans sa nosographie, en traitant des phlegmasies, admet l'*inflammation adynamique*. Mais si on le suit dans ce qu'il dit de l'*angine adynamique ou maligne*, on verra bientôt comment il en confie le soin au tartre stibié, à l'acide muriatique, et aux boissons anti-phlogistiques en ajoutant à ces moyens, tout au plus la décoction de quinquina, comme par vénération pour l'antiquité et l'usage. Vous trouverez dans le Compendium de médecine pratique de Clarke, les inflammations distinguées en *hypersthéniques* et en *hyposthéniques;* mais dans le traitement des dernières, le mélange de beaucoup de remèdes d'une activité opposée et la prépondérance des contre-stimulans les plus actifs sur les excitans, ne laisse aucun doute relativement à la classe de remèdes de laquelle il a obtenu les meilleurs effets. Le célèbre Richerand a aussi admis une *inflammation gangréneuse*, c'est-à-dire une inflammation d'une telle nature, qu'elle dégénère nécessairement en gangrène, et cette propension inévitable provient de la coexistence d'une *adynamie* ou *atonie universelle*, avec un *surcroit d'excitation dans la partie enflammée*. Mais quelle méthode de traitement a-t-il employée dans cette malheureuse complication? Si, en respectant la faiblesse générale, il s'est borné à appliquer sur la partie enflammée les moyens propres à diminuer l'excitation qui y était en plus, je déclare par ce fait même, que l'inflammation, ainsi que je le soutiens, se constitue, dans les parties qu'elle affecte, par un excès de stimulus local, malgré l'adynamie générale. Si au contraire, ayant eu égard à l'adynamie générale, il avait appliqué des remèdes excitans sur la partie enflammée, il aurait agi en sens inverse de sa propre opinion et de l'excitation *qui est augmentée dans la partie enflammée*. Il aurait également été en contradiction avec cette maxime, s'il n'avait seulement fait mettre en usage intérieurement que les remèdes excitans, puisque l'usage unique de remèdes stimulans ne pouvait qu'accroître le stimulus et l'excitation de la partie. Ne pourrait-il pas se faire que chez un homme faible, ou cacochyme, ou autrement, dont l'organisme serait totalement privé de stimulus, et qui enfin serait dans l'état adynamique de Richerand, s'il arrivait qu'il fût atteint d'une inflammation à l'œil par l'effet d'un coup violent, que l'on puisse néanmoins lui faire continuer l'usage des remèdes excitans internes, comme le vin, l'éther, les aromats, sans préjudicier pour cela à l'œil malade? Ne se sert-on pas et avec avantage des mêmes remèdes dans le cas opposé, quand à l'atonie de l'organisme il s'adjoint une véritable atonie, un défaut de stimulus dans le nerf optique? Quant à l'adynamie de l'organisme, considérée par Richerand comme formant une condition particulière qui conduit nécessairement une partie enflammée à la gangrène, je ne sais jusqu'à quel point cette coexistence d'atonie ou d'excitation défectueuse de l'organisme peut contribuer à produire une gangrène inévitable dans une partie enflammée. Si, d'après la confession même de Richerand, dans cet état de choses, la partie enflammée se retrouve *excitée d'une manière excessive*, il semblerait, à dire la vérité, que l'état de faiblesse de l'organisme, devrait plutôt influer à arrêter qu'à accélérer les progrès de l'inflammation locale dont la marche vers la gangrène est d'autant plus précipitée qu'elle est plus violente. C'est pour cela qu'en recherchant les causes qui déterminent cette tendance presque effrénée de certaines inflammations à la gangrène, il m'a semblé que cette dégénérescence si facile pouvait plutôt provenir d'une organisation particulière, ou de la nature des fluides et des solides de l'individu. Il me semble plus raisonnable de penser que l'atonïe générale, compliquée par une inflammation locale, se trouve d'autant plus compromise qu'elle rend insupportable à l'organisme les moyens débilitans que la partie enflammée réclame pour ne pas passer à la désorganisation. Personne ne peut nier cette complication de l'atonie générale avec l'inflammation locale, dont la pratique fournit tant d'exemples. Mais, dans une circonstance aussi importante, ce serait un bien grand malheur, si l'état du système en général, des nerfs, de l'estomac et des principaux organes de la vie, etc., empêchait de pouvoir recourir aux soustractious sanguines, ou à l'emploi des remèdes contre-stimulans, qui sont indispensables pour arrêter l'inflammation d'une partie, et prévenir son passage à la gangrène, ou à toute autre fin ; d'où il est toujours vrai cependant, que la partie enflammée ne tolère pas et ne peut tolérer impunément l'usage des remèdes excitans, par cela même qu'en elle, d'après les propres expressions de Richerand, *l'excitation est morbidement accrue.*

§ 84. Le profond Reil, qui a soumis l'inflammation à de si utiles recherches, n'a point exclu l'idée de l'inflammation asthénique dans son *Traité de la fièvre.* Celui-ci écrivait à une époque où le brownisme dominait encore en Allemagne, et ce fut déjà beaucoup qu'il s'éloignât, comme il le fit, de tant d'autres maximes pathologiques de la doctrine du médecin écossais. En traitant de l'inflammation, il ne sut pas entièrement abandonner les distinctions communément adoptées et admises, de l'inflammation ataxique. «Quand l'inflammation (disait- « il, dans le 2e vol. § 71) a le caractère de l'ataxie, « les vaisseaux enflammés se trouvent, ou en partie « ou totalement privés de l'énergie inhérente à la « vie, de l'irritabilité, de la puissance motrice, et « enfin, dans un degré plus avancé, de la puissance « végétative. On rencontre le plus petit degré de « cet état dans certaines inflammations chroniques « externes, qui n'occasionnent aucune douleur, où « l'on voit les vaisseaux relâchés et languissans, et « dans lesquels le sang circule comme ayant pénétré « *dans une partie déjà morte,* où il circule avec *la* « *plus grande lenteur,* où il se coagule, et où enfin « se réalise la dégénérescence la plus complète de « l'état organique. » Mais, est-ce là décrire l'inflammation d'une partie, n'est-ce pas au contraire la peinture la plus parfaite d'un engorgement des vaisseaux, une intumescence par inertie des fibres, avec privation totale des caractères et des conditions qui caractérisent l'iuflammation? Si les vaisseaux manquent *d'énergie vitale, d'irritabilité, de puissance motrice, de force végétative ;* si le sang ne circule que comme ayant pénétré *dans une partie déjà morte,* s'il n'y a enfin, ni tension douloureuse, ni accélération dans les pulsations, qu'il y ait au contraire de la lenteur dans le mouvement des artères, où sont donc les caractères du processus inflammatoire? Certainement que l'on pourrait difficilement concilier cet état morbide, considéré comme inflammatoire, avec les notions foudamentales que l'auteur expose ailleurs sur la cause de l'inflammation, ainsi que les conditions pathologiques qui en forment l'essence, et en sont inséparables. « L'in-« flammation (§ 65 du même ouvrage) *Inflam-« matio, incendium, phlegmone, phlogosis,* est « une maladie particulière qui porte atteinte à l'é-« nergie vitale, inhérente au système vasculaire san-« guin, dont les symptômes, pendant cette ma-« ladie, sont : la rougeur, la tuméfaction, l'ardeur, « la douleur et la transudation. — L'inflammation « est une maladie qui a son siége dans les vaisseaux « sanguins, et tous les phénomènes inflammatoires « peuvent se comprendre et être expliqués d'après « l'affection primitive des vaisseaux mêmes. Le « sang est forcé de suivre *l'intensité augmentée* de « l'action vasculaire, et s'il existe des médecins qui « traitent de l'inflammation, comme si elle inté-« ressait le sang, la substance cellulaire, le cer-

« veau, les viscères, etc., ils se servent d'un langage
« impropre, puisque toutes les parties qui viennent
« d'être désignées ne peuvent être enflammées
« qu'autant que primitivement leurs vaisseaux ont
« été enflammés, et qu'ils propagent leur inflamma-
« tion. — Les artères enflammées battent *avec plus*
« *de célérité, et d'une manière plus forte* qu'elles ne le
« font pendant l'état de santé ; et c'est ce qui forme
« le phénomène inévitable *de leur irritabilité aug-*
« *mentée* (§ 67). A la faveur de l'intensité d'action
« augmentée, le sang entre avec plus d'abondance
« dans les artères, et se retrouvant poussé avec une
« rapidité plus grande et insolite, vers l'origine des
« veines, il s'accumule dans le lieu enflammé, et y
« forme congestion. — La douleur résulte de l'ex-
« pansion et de la pression des filets nerveux, qui
« se trouvent dans l'intumescence phlogistique.
« — Enfin, dans la partie enflammée on voit pré-
« dominer *une augmentation d'activité, un surcroît*
« *de végétation*, et, à la faveur de l'augmentation du
« processus circulatoire sanguin, un changement plus
« rapide de la matière organique. » Tel est le langage
de Reil quand il cherche à expliquer la formation
de l'inflammation générale, à laquelle il veut nécessairement soumettre (à l'exception des degrés
et des relations de lieu, de la plus grande ou de la
plus faible tendance des parties enflammées à la
désorganisation), dit-il, toutes les différences particulières. Je laisse à décider aux personnes impar-
tiales, s'il est possible de concilier cette idée générale de l'inflammation avec les caractères que l'au-

teur assigne à la prétendue *inflammation ataxique*; ou bien, si c'est une inconséquence d'accorder à un engorgement de sang par ataxie, ou par atonie, le nom d'inflammation.

Quoique ce même Reil n'ait pas su s'affranchir de la distinction trop généralement reçue de l'inflammation en hypersthénique (qui pour lui était conforme à la synoque), et hyposthénique (ou ataxique); considérant ensuite la typhoïde, comme occupant le milieu entre ces deux extrêmes, et que, par un mélange aussi bizarre qu'extraordinaire, il croyait devoir participer de l'une et de l'autre ; Reil, dis-je, eut cependant le courage de résister à l'opinion si invétérée sur l'inflammation bâtarde. Le paragraphe suivant (vol 2. § 70) de ce profond pathologiste, dont j'ai toujours recommandé la méditation à mes élèves, quoique ses maximes sur plusieurs points se trouvent en opposition avec celles que j'ai cru raisonnable de soutenir; ce paragraphe , dis-je, est aussi philosophique qu'il est possible de l'être. « Vouloir diviser l'inflammation en légi-
« time et en bâtarde, n'est qu'une méthode erronée.
« En effet la bâtarde appartient, ou aux inflam-
« mations, et alors elle doit être une inflammation
« légitime; ou elle manque des caractères propres
« à l'inflammation, et alors elle ne peut et ne doit
« point être inflammation ni légitime, ni bâtarde.
« On considère communément pour inflammation
« bâtarde, les érysipelacées, les catarrhales et les
« rhumatiques; mais l'érysipèle est une inflamma-
« tion légitime, et s'il en est ainsi, il ne peut être

« écarté de la classe de toutes les autres inflamma-
« tions. » Cela aurait été peu important à la vérité, si
par la dénomination de phlogose bâtarde (*Inflammation atha* des auteurs), on avait eu seulement
l'idée de circonscrire le degré de la maladie, ou de
la déclarer superficielle ou membraneuse, et n'inté-
ressant aucun des viscères. Mais l'idée que l'on attachait à ces inflammations bâtardes (à la pleurésie, par exemple) était bien différente et plus
dangereuse. On les regardait, d'après Brown, comme
si elles étaient de nature opposée à la légitime ; on
les considérait comme asthéniques et curables par
les excitans. Une pareille méthode de traitement
était, à la vérité, très-propre à donner à la maladie
cette légitimité dont on la croyait dépourvue : c'était
le moyen d'augmenter le degré et l'importance
d'une phlogose qui, étant légère et superficielle,
aurait pu facilement disparaître à l'aide de quelques
moyens anti-phlogistiques, pourvu qu'ils n'aient pas
été mélangés avec des substances d'une propriété
opposée. Smith, comme on peut s'en convaincre
par les annales de médecine étrangère, que l'on
publiait à Gand, ainsi que Kluiskens, Vrancken,
Rasori et Want, comme je l'ai dit dans le journal
médico-chirurgical de Parme, traitaient heureusement la goutte par la méthode anti-phlogistique,
cette goutte même que les browniens considéraient
comme une espece de phlogose bâtarde, ou comme
une phlogose de nature asthénique. Smith lui-même,
quoique s'exprimant d'une manière obscure, quand
il est question de se rendre compte, ou de déduire

quelques principes généraux de pathologie, d'après
ses expériences, fait cependant assez connaître qu'il
est assez géneralement admis, que l'action des
grands vaisseaux est augmentée dans l'inflammation, sans faire aucune exception ni de la phlogose
bâtarde, ni de la légitime. « Les inflammations,
« poursuit Reil, que l'on nomme bilieuses, rhuma-
« tiques, scrophuleuses, vénériennes, etc., ne sont
« ni genre ni espèce : elles indiquent seulement au-
« tant de complications, ou origines de ces maladies
« inflammatoires, considérées relativement à leurs
« causes éloignées. Nous sommes encore privés,
« jusqu'aujourd'hui, de notions suffisantes pour dé-
« cider si, à la faveur des causes éloignées, il ré-
« sulte des différences concernant le caractère ou
« (comme nous le disons), les différences essentielles
« de l'inflammation. » Grâce aux progrès de la pathologie, l'époque est arrivée, je crois, où l'inflammation considérée *par ce qu'elle est en elle-même*, c'est-
à-dire *dans sa cause prochaine* ou dans *la condition
pathologique* qui la constitue, considérée en ce qui
peut déterminer l'indication curative, qui est toujours
une, c'est-à-dire celle de dompter le stimulus plus
ou moins dominant, en quoi consiste et à quoi se rattache cette condition; l'époque, dis-je, est arrivée où
l'inflammation ne peut plus être divisée en autant
d'espèces qu'il y avait de causes éloignées qui pouvaient lui donner naissance. Qu'importe que la condition essentielle d'un processus phlogistique, que sa
marche, relativement aux parties qui en sont affectées, présente les caractères de la fièvre bilieuse, et

de l'hépatite, ou bien plutôt celle de l'érysipèle et de la goutte, que la bile, soit exubérante ou altérée, en soit la cause motrice? J'observe que dans l'hépatite, malgré la couleur jaune ou l'ictère qui l'accompagne, la saignée réitérée et les autres remèdes anti-phlogistiques sont les mêmes moyens curatifs qui procurent la résolution de la pneumonite, accompagnée, par les relations de l'organe affecté d'une vive coloration de la face. J'observe que la fièvre gastrique ainsi que la bilieuse, quand elles sont fortes et quand le système gastro-hépatique est sérieusement affecté, exigent la saignée pour être domptées, quoiqu'il ne soit pas toujours nécessaire qu'elle soit aussi souvent répétée que dans les inflammations de poitrine. J'observe également, que la goutte est traitée par la méthode anti-phlogistique et que quiconque ne serait pas persuadé que la goutte soit de nature phlogistique ait à se rappeler que les anciens praticiens (Musgrave pourrait suffire pour tous) quoique peu disposés à tirer du sang, dans la crainte de faire rétrograder l'humeur goutteuse, avaient cependant recours à de larges saignées quand par malheur elle rétrogradait, et que vaguement elle allait affecter le poumon, le cerveau ou les intestins, etc. Les anciens voyaient bien dans ce cas qu'il ne s'agissait plus que de pleurétites, de phrénites ou entérites semblables à toutes les autres, quoique la goutte en ait été la cause éloignée, et il serait absurde de croire qu'une maladie soit changée de nature parce qu'elle a changé de lieu, et que devant être traitée par la saignée si elle attaque le poumon, on dût la guérir avec l'opium (quoiqu'il ne soit pas

toujours aussi nuisible, à cause du peu d'importance
de la partie affectée) quand elle avait son siége dans
une articulation. Qu'importe que le virus vénérien,
variolique, ou celui de la rougeole, ainsi que le pétéchiale aient déterminé l'inflammation d'une partie?
Tout en respectant ce qui concerne les affections vénériennes, ainsi que l'espoir et la confiance que l'on a
de détruire, à l'aide d'un remède spécifique, la matière même du virus, je vois cependant que les phlegmasies chroniques occasionées par lui et qu'il entre-
tient (ce qui arrive le plus souvent) se guérissent
admirablement par l'usage des drastiques ainsi que
de la saignée. Je vois que quand la variole ou la rougeole attaquent les poumons ou d'autres viscères importans, que ces affections se traitent par la saignée
et les boissons nitrées, comme toutes les autres pneumonites, et je ne puis entrevoir aucune différence
entre l'essence de l'inflammation et la méthode curative qui lui peut convenir, à cause de la différence
des agens qui l'auront déterminée. Je vois que ,
quand l'inflammation pétéchiale va attaquer les me-
ninges et produire une encéphalite, qu'il devient
urgent de répéter les saignées et d'employer les remèdes anti-phlogistiques les plus actifs; que quand
le processus morbide a son siége sur telle portion
du système nerveux, et qu'il peut fortement troubler
et faire vaciller les mouvemens vitaux, qu'il faut aussi
n'employer qu'avec la plus grande prudence les déplétions sanguines, mais la maladie pour cela n'en
exige pas moins une méthode de traitement contre-
stimulante. Que quiconque ne serait pas encore per-

suadé que les processus morbides déterminés par les pétéchiés, le virus vénérien, sont de nature inflammatoire et curables par les moyens ordinaires, **se** rappelle encore une fois qu'une parotide qui survient pendant le cours d'une fièvre pétéchiale ou nerveuse, qu'une orchite ou une cystite qui se développent par l'action du virus vénérien n'ont jamais laissé aucun doute (quand elles sont parvenues à un certain degré) sur l'indication à remplir au moyen de la saignée réitérée. Quelle différence y a-t-il enfin que l'action violente de la chalenr ou du froid, par suite de la réaction vitale, ou bien que la percussion, une piqûre, une incision aient occasioné une inflammation? Quand l'inflammation est formée, elle n'est pas différente, et je vois que dans l'un et l'autre cas, la même méthode curative est nécessaire, et qu'avec la saignée et les boissons anti-phlogistiques on guérit également ce terrible processus, soit chez le malade qui l'a acquis par le froid ou par le chaud, d'une fracture, d'une entaille, ou bien par la commotion d'une chute grave.

§ 85. Les idées émises par le célèbre J. Thompson dans ses Leçons sur l'inflammation ne sont pas malheureusement assez claires ni exemptes à mon avis de contradictions, même dans le cas où il admet la possibilité de l'inflammation. Il commence par démontrer (leçon III) que l'inflammation a son siége principal dans les vaisseaux capillaires, que l'inflammation consiste dans l'*action augmentée* de vaisseaux de la partie affectée (opinion qu'il confesse avoir déjà été émise par de Gorter et soutenue par Cullen

et Hunter), et il prouve que l'action des vaisseaux
de la partie affectée peut augmenter indépendamment de l'action du cœur. Il combat ensuite l'opinion
qui avait déjà été combattue par l'illustre pathologiste italien François Vacca, et qui depuis l'a été par
Chortet, Lubbock et Allan (reproduite dernièrement comme neuve par un médecin de Lucque, et
combattue par le docteur Jonelli dans le journal d'Ar-
cadie); que l'inflammation consiste dans la diminution de l'action des vaisseaux, et trouve sa cause prochaine dans leur atonie. Il admet encore que de l'a-
tonie des vaisseaux, il peut résulter un retard dans la
marche du sang, une congestion; l'auteur démontre
cependant comment il devient nécessaire pour que
l'inflammation ait lieu, *que la congestion stimule en
excitant les vaisseaux à de fréquens, mais inefficaces
efforts pour prévenir l'abord du sang dont ils sont déjà
remplis,* ou duquel se remplissent à mon avis sous l'influence de l'inflammation et par l'action augmentée
des vaisseaux sanguins, les cellules et les conduits
qui dans l'état de santé n'admettent pas le sang.
Jusque-là l'idée de l'inflammation se rattache tellement à l'augmentation d'action ou de mouvement
vasculaire que l'on croirait qu'elle ne pourrait pas
s'allier dans l'esprit de l'auteur avec celle de l'inflammation asthénique ou par défaut d'action. Mais en
poursuivant la lecture de l'ouvrage, il fait remarquer
par des expériences qu'il a faites sur des grenouilles,
que l'application du sel commun sur les vaisseaux
sanguins occasionne la dilatation de l'artère, « que cet
« effet (que les adversaires du contre-stimulus le re-

« marquent bien) est diamétralement opposé à celui
« qui a lieu par l'application du sel ammoniaque; » et
ayant observé que *l'état occasioné par l'application
du sel portait les indices de l'inflammation* (dans des
instans séparés et successifs qui précèdent la dilatation des vaisseaux et le ralentissement de mouvement auquel la réaction succède ainsi que l'augmentation d'action qui a lieu après la pâleur occasionée
par le froid) il en retirait les conséquences suivantes:
*que la circulation augmentée se manifeste à un degré
plus ou moins fort dans cet état auquel on a donné
le nom d'inflammation active, que la diminution du
mouvement dans la circulation des capillaires enflammés peut se manifester au commencement de l'inflammation* (comme condition préparatoire, ce qui
ne peut être nié) *continuer vers la fin et pendant les
progrès de cet état* (cela n'est plus conciliable avec
l'idée de l'inflammation attribuée par l'auteur même
à une augmentation d'action), *qu'enfin cet état de
diminution d'action ou de mouvement devient peut-
être utile dans ces inflammations que l'on appelle
passives.* (Lesquelles affections passives, si elles consistent véritablement en une diminution de mouvement ou d'action des vaisseaux, dans un engorgement
passif auquel n'aurait pas encore succédé l'activité
de la réaction, ne méritent pas le nom d'inflammations, et ne seront point inflammations par la déclaration même de l'auteur qui a soutenu que le caractère de l'inflammation était une augmentation
d'action et de mouvement dans les vaisseaux). Mais
l'auteur même explique déjà mieux et d'une manière

plus cohérente avec ces premières idées, celle qui est relative à l'état passif. « Si les notions précédentes « sur l'état de la circulation dans les vaisseaux en- « flammés sont exactes, il s'ensuit que l'inflamma- « tion est quelquefois *prévenue* par un accroisse- « ment, quelquefois d'une diminution dans la vélo- « cité de la circulation des vaisseaux capillaires ». Le mot de *prévenue* concilie assez bien cette idée avec une meilleure étiologie de l'inflammation, par- ce que s'il est vrai que dans le plus grand nombre de cas l'inflammation, d'après l'ancienne idée de de Gorter, est un effet immédiat du stimulus qui dé- termine dans les vaisseaux une activité, un mouve- ment plus grand que dans l'état naturel. On ne peut nier d'une autre part (et l'avons-nous jamais nié ?) que l'inflammation puisse être quelquefois précé- dée d'un engorgement, d'une congestion, d'une in- tumescence provenant de l'atonie, ou d'une diminu- tion dans l'action de la partie. Mais alors, d'après l'o- pinion même de Thompson, *l'inflammation aura lieu quand la congestion stimulera, excitera les vais- seaux sanguins à de fréquens efforts* : ce qui veut dire que l'inflammation pourra succéder à un engorge- ment passif, à une diminution de mouvement et d'ac- tion ; mais que ces deux états ne peuvent se ren- contrer, ils peuvent seulement, le premier donner lieu au second, et le premier cesser par cela même que le second a lieu. Et cette succession est positivement reconnue par Thompson d'après ce que nous allons voir. « L'inflammation passive, selon l'acception du mot, semblerait consister en une simple dilatation

des vaisseaux capillaires et dans la distention de ces
vaisseaux par le sang ; mais non autrement que ce qui
arrive dans la dilatation des vaisseaux dans certaines
varices et dans les affections dites anévrysmatiques
par anastomose, les capillaires dilatés dans les *inflam-*
mations passives sont sujets assez souvent à des intervalles de douleur et d'oppression, ils ont également leur état *aigu* et *actif*, comme leur état *indolent*
et *passif*, ce qui, dans d'autres termes, veut dire qu'à
un engorgement des vaisseaux sanguins ou du tissu
cellulaire il peut succéder une inflammation : que l'inflammation une fois dissipée par quelque fin que ce
soit dans les parties qu'elle avait immédiatement attaquées, il peut rester après elle, dans le tissu cellulaire qui en dépend, un engorgement qui ne soit pas
phlogistique, qu'ensuite, si cet engorgement vient
à occasioner de l'excitation par suite de la distension, il peut survenir une nouvelle inflammation.
« Je n'entrerai dans aucune discussion (poursuit
« Thompson) sur la question relative aux états que
« l'on nomme *chroniques* ou *passifs*, c'est-à-dire si l'on
« doit les appeler inflammations; attendu que les faits
« démontrent, que les limites d'où les inflammations
« aiguës deviennent chroniques n'étant pas trop dis-
« tinctes ni suffisamment isolées par la nature, il ré-
« sulte que l'un peut passer insensiblement et d'une
« manière inappréciable à l'état de l'autre. » Ce qui
fait que si ces nuances avaient lieu de manière à ne pas
pouvoir en distinguer les caractères, que la méthode
curative pourrait devenir fort embarrassante; mais
on ne pourrait jamais qualifier du nom d'inflamma-

tion ce qui n'en serait pas une, et quand l'inflammation n'existe pas, il est impossible d'en retrouver les
caractères.

§ 86. Le célèbre Sprengel finalement admet
aussi, mais d'une manière plus absolue et plus positive que Thompson, l'inflammation asthénique.
Il fait dériver l'existence et l'idée de cette inflammation asthénique, des causes débilitantes qui ont
précédé la maladie, des symptômes nerveux, ou
asthéniques du malade, ainsi que de la prétendue
malignité, qui se manifestent dans la partie enflammée ou dans l'organisme. Je crois que nous nous
sommes suffisamment occupés des causes débilitantes qui peuvent occasioner un processus phlogistique, sans que l'on ait pu en inférer qu'elles l'aient
prochainement produit, et sans que de leur action
déprimante on ait le droit de conclure, que l'inflammation qui survient soit asthénique, ou par défaut
de stimulus. J'ai déjà fait remarquer dans la 16e note
de mon Introduction à la nouvelle doctrine, qu'à
un état de prostration, de dépression vitale, et de
contre-stimulus, occasioné précisément par l'action
de puissances déprimantes, il peut arriver qu'en
vertu de cette force de réaction vitale (dont on comprend mal le mécanisme, mais dont l'existence est
un fait prouvé par mille circonstances), il puisse
succéder une telle augmentation d'incitation ou de
stimulus que l'inflammation s'y établisse. Je voudrais que nos antagonistes distinguassent bien une
chose de l'autre, les momens entre eux, la cause de
dépression première, de la cause nouvelle qui peut

déterminer l'accroissement du stimulus. Je n'ai pas dit, comme il a plu à quelques hommes superficiels de me le faire dire, que les puissances déprimantes, ainsi que les stimulantes, produisaient l'inflammation. J'ai bien dit que les stimulantes la produisent d'elles-mêmes et immédiatement, quand elles arrivent à un certain degré de force, et que les causes déprimantes peuvent l'occasioner, ou y donner lieu, quand à l'état de dépression qu'elles produisent immédiatement (ce qui est bien différent de l'état phlogistique) il survient un effort de réaction vitale, qui engendre le stimulus et réveille enfin l'inflammation. De manière que l'inflammation qui succède au froid, à l'humidité et à la peur n'est point un effet ni immédiat ni nécessaire de cette puissance, mais bien de la réaction vitale qui tient le milieu entre les premières causes morbides et le processus phlogistique; réaction qui, n'étant pas nécessaire, n'a pas toujours lieu. Quant aux symptômes nerveux ou asthéniques, ainsi que ceux de malignité auxquels Sprengel attache l'idée d'inflammation asthénique, j'ai déjà démontré dans les chapitres précédens, de quelles conditions ils peuvent dépendre; comment il est difficile de démontrer par eux la nature asthénique de l'inflammation, comment la faiblesse physiologique devient un argument faux et insuffisant pour démontrer le défaut de stimulus. J'espère aussi avoir fait de la malignité une analyse utile à la pathologie, et avoir démontré comment la *dégénérescence gangréneuse*, qui, par la nature de certaines conditions des solides et

des fluides, peut aussi facilement et précipitamment succéder à un processus phlogistique, et doit
être distinguée des momens même très-courts de
la phlogose qui la précède, seuls instans où l'on
peut tenter, s'il en est encore temps, de traiter la
maladie, et prévenir ses funestes suites. Enfin les
principes et les caractères de *l'inflammation asthénique*, exposés par Sprengel, ont été discutés par
nous dans tous leurs détails, autant que ceux qui
ont été émis par d'autres auteurs. D'après une
masse de faits et d'inductions nous en avons démontré l'insuffisance ; et Sprengel rentre pour
nous dans le nombre des auteurs vivans qui ne
pourront, à bon droit à l'avenir, soutenir l'existence de l'inflammation asthénique, sans répondre
avant tout aux argumens qui nous ont servi, dans
cet ouvrage et dans d'autres écrits, pour en démontrer
l'absurdité. Et je suis bien convaincu que Sprengel,
historien impartial, ne se refusera pas ou de modifier
son opinion, ou de démontrer par quel endroit et
en quoi peuvent pécher les principes, les faits, les
inductions, sur lesquels la nôtre est fondée. Il a
suffisamment prouvé dans son histoire pragmatique, le véritable désir dont il est animé pour les
progrès de l'art ; il s'est montré assez impartial envers les étrangers. Et si quelques rayons de la nouvelle doctrine, qui jusque-là était entièrement inconnue des ultramontains, ont pu frapper leurs regards; c'est à lui que l'Italie le doit; de cela dépend
je crois, l'anéantissement de l'erreur, dans laquelle
beaucoup d'entre eux se trouvent encore, ainsi que

la rectification de l'histoire pragmatique, puisqu'ils connaissent, aussi bien que Sprengel, sur quoi reposent les bases de la nouvelle doctrine pathologique d'Italie.

CHAPITRE XII.

Il y a déjà un grand nombre de praticiens et de pathologistes respectables qui, depuis quelque temps, conviennent que l'inflammation, considérée en elle-même, est toujours un processus identique par augmentation de stimulus.

§ 87. Je suis tellement persuadé que l'inflammation, *par ce qu'elle est en elle-même, dans les parties qu'elle affecte, et avant ses terminaisons*, est toujours un processus de stimulus augmenté, qu'il me sera impossible d'en avoir une idée différente, à moins que l'on ne réussisse à me convaincre de l'insuffisance des faits, et des inductions qui m'ont conduit à établir ce principe. Ces faits, qui ont frappé mes sens, coïncident avec la méthode plus ou moins anti-phlogistique employée, et recommandée par les meilleurs praticiens et pathologistes anciens et modernes, dans le traitement des inflammations. De sorte que je crois qu'il ne serait pas très-facile de présenter des faits complets et bien contestés, qui pussent vaincre la puissance de ceux que j'ai cités, et détruire la valeur des motifs que j'ai fournis. Il est cependant si facile de prendre le change en médecine; les causes prochaines et les conditions immédiates des maladies sont généralement parlant si peu accessibles; et d'une autre part j'ai un respect si grand pour l'opinion des savans, que je n'aurais peut-être pas été aussi convaincu de la nature de la phlogose, si je n'avais pas vu que ma doctrine

s'était peu à peu fortifiée par le jugement de beaucoup d'auteurs.

Quand j'eus publié, en 1805, mon opinion sur la
nature toujours identique de l'inflammation (Recherches pathologiques sur la fièvre américaine : premier
caractère de la phogose), une foule de doutes et de
difficultés me furent opposés par quelques amis ou
correspondans, au moyen desquels ils cherchaient
à démontrer l'existence de la phlogose asthénique
de Brown, déduite principalement des symptômes
nerveux et asthéniques, qui accompagnent certaines
inflammations, ainsi que de leur marche chronique
d'une part, et de l'autre de leur dégénérescence facile en gangrène. Depuis ce moment j'ai senti la
nécessité de donner à cette thèse une plus grande
extension, d'en mieux établir les fondemens, et de
combattre les argumens qui pourraient dériver d'une
source contraire. Mais il m'a fallu peu de temps pour
m'apercevoir que des hommes célèbres venaient
donner de la force à mon opinion, en adoptant
d'une manière ou de l'autre, les maximes que j'avais
exposées (tout en se servant d'un autre langage),
ou en les consacrant toutes. Depuis 1807, ainsi
s'exprimait l'illustre professeur Testa, en parlant
de la dégénérescence gangréneuse de laquelle si facilement on déduit la nature asthénique d'une inflammation : « Quoique dans quelques circonstances
« de la vie (Des actions et réactions organiques,
« chap. 7, § 3), et sous l'influence de certaines con-
« ditions déterminées des agens externes, certaines
« blessures passent presque subitement à un état

(248)

« de dissolution gangréneuse, cependant les pre-
« miers instans de la blessure, même dans ce cas,
« ne sont pas dépourvus de cette tendance à l'état
« dit inflammatoire, plus ou moins manifeste et dif-
« fus; et de ce passage brusque d'un état *de réaction*
« *violemment augmentée*, à un état tout opposé d'af-
« faissement total de la réaction; je serais tenté de
« lui comparer les typhus divers dans lesquels il se
« forme d'une manière si rapide des altérations or-
« ganiques internes graves. » Ce célèbre professeur
n'avait pas encore, par malheur, ordonné ses idées
pathologiques, et formé son plan, de manière que
dans d'autres parties de l'ouvrage, ses expressions
suffisamment claires aient pu le rendre aussi utile
à la jeunesse, qu'il peut l'être aux pathologistes experts. Mais cette tendance *dès les premiers momens
de l'inflammation*, même dans les plaies qui dégénèrent rapidement en gangrène, *cette réaction instantanée violemment accrue*, ne correspondent-ils
pas avec ce que j'avais écrit dans l'ouvrage déjà
cité sur la fièvre d'Amérique, où je disais que dans
les premiers momens, même très-courts, d'une inflammation gangréneuse, il se manifestait un excès
de stimulus; et que la méthode curative devait être
dirigée de manière à prévenir promptement la formation de la gangrène, c'est-à-dire à dompter, autant
que possible, ce premier excès de stimulus; puisqu'une fois que la gangrène lui a succédé, tous
moyens de curation deviennent inutiles, attendu
qu'une partie morte n'en est pas susceptible.

§ 88. Le disciple du professeur Testa, et déjà son

adjoint à la clinique interne de cette université, le savant docteur Bufalini, dans un ouvrage pathologique récemment publié, déclare « que de toutes « les opinions émises sur l'inflammation, la mienne « lui semble être *la moins hypothétique* et la plus « analogue aux faits ; surtout celle où je déclare *que* « *là où une partie s'enflamme, il y a toujours une* » *excitation plus grande, et par suite augmentation* « *de stimulus et de mouvement dans la partie en-* « *flammée.* » Je suis on ne peut plus satisfait de voir que cet écrivain partage avec moi la principale et la plus importante des maximes qui sont relatives à l'inflammation ; parce que, quand même il arriverait qu'au milieu des conditions dites asthéniques du système (dont parle à peu près l'auteur), une partie s'enflammerait et serait aux prises avec le stimulus ou l'incitation augmentée, et si la disposition à s'enflammer est toujours une condition qu'il faut chercher à atténuer, afin que le processus phlogistique n'éprouve pas une funeste transformation ; il résultera de ce que j'ai avancé, que même dans les circonstances les plus difficiles et les plus opposées, où peut se trouver l'organisme, la partie au moins qui est enflammée, exige des remèdes qui détruisent ou diminuent ce stimulus, et que ce ne serait pas impunément qu'on lui opposerait une méthode excitante. Mais si dans ces maladies, où une inflammation locale vient s'ajouter à un état d'hyposthénie général, ou de diminution de stimulus, l'auteur ne croit pas que l'excès de stimulus de la partie affectée puisse nuire au reste du système qui se trouve dans un état inférieur d'incitation, ce dont je ne puis disconvenir, il devrait aussi tomber d'accord avec nous, qu'également le moindre degré d'incitation de l'organisme ne peut pas exercer une influence nuisible sur la partie qui est en excès de stimulus; et que pour expliquer le passage rapide de certaines inflammations à la gangrène (quand ce passage ne dépend pas de la force même de l'inflammation), il faut avoir recours à des causes plus profondes; que si, enfin, dans les phlegmasies qui, quoique légères, passent rapidement à la gangrène, il croit devoir en rapporter la cause à une altération dans la texture organique, ses idées s'accordent très-bien avec ce que j'ai déjà dit ailleurs, et principalement dans cet ouvrage : que quand indépendamment du degré de l'inflammation, la partie qui en est affectée se sphacèle facilement (comme nous le voyons dans certaines inflammations qui prennent presque subitement l'aspect de la gangrène), il faut avoir recours pour expliquer ce triste phénomène à cette mauvaise disposition de la trame organique dont nous avons parlé, c'est-à-dire à l'état des solides et des fluides, quoiqu'il soit toujours vrai de dire en même temps, que pour prévenir cette funeste transformation, il convient de diminuer et non d'accroître le stimulus de la partie enflammée. Et si finalement, comme l'auteur s'exprime, « les phlegmasies bâtardes considérées en elles-mêmes doivent être réputées formées par la fluxion et l'irritation consécutives, et être sous cet aspect regardées semblables aux légitimes, ayant égard cependant à l'état de l'organisme de l'individu chez qui elles se forment, ainsi qu'à celui de la fibre que l'irritation soutient ; elles sont cependant dépourvues de la sarcogénésie, et indiquent un état de fluxion et d'irritation, etc., (de stimulus augmenté dans la partie, d'après mes expressions), réuni à l'hyposthénie » (que l'on peut supposer exister dans l'organisme) ; ce qui, en d'autres termes, devient une confirmation de ce que j'ai démontré dans mes leçons depuis plusieurs années, et ce dont j'ai plus amplement parlé dans cet ouvrage.

§ 89. Les idées de l'illustre Broussais dans son bel ouvrage *Histoire des phlegmasies* ou *inflammations chroniques*, publié à Paris en 1808 (dont je regrette de n'avoir pas pu faire mention dans mon Introduction à la nouvelle doctrine, parce qu'il m'était encore inconnu) sont, à l'exception des expressions propres à la langue, tout-à-fait conformes à mes maximes. « La « modification vitale (dit-il en parlant sans aucune « exception de l'inflammation en général), qui produit « les phénomènes de l'inflammation, a son siége dans « les vaisseaux capillaires, et dépend manifestement de « l'augmentation de leur action organique. L'inflam-« mation est donc primitivement l'effet d'un surcroît « de cette action. — Toute exaltation locale des mou-« vemens organiques assez considérable pour trou-« bler l'harmonie des fonctions, et pour désorganiser « le tissu où elle est fixée, doit être considérée comme « une inflammation. » — Toutes les différences de l'inflammation se réduisent d'après cet auteur aux diverses modifications que leur imprime la texture différente de la partie affectée et la nature différente des propriétés vitales et des fonctions qui leur sont relatives : les autres différences viennent à la suite, et sont relatives à l'issue de la maladie : mais l'inflammation, pour ce qui dépend de son essence primitive est toujours considérée sous le même aspect. — « La gangrène suppose toujours un même mou- « vement inflammatoire préexistant , elle est donc « une terminaison de la phlogose. » Et en s'écartant enfin comme je l'ai fait de l'idée de Brown de l'épuisement ou de la faiblesse indirecte par laquelle les phlegmasies lentes ou chroniques étaient considérées comme maladies asthéniques, et pouvaient par ce motif exiger dans leur traitement l'emploi des excitans, il s'exprime ainsi en parlant des phlegmasies chroniques : « La chronicité de l'inflammation « reconnaît différentes causes ; mais elles opèrent « toutes par le même mécanisme ; c'est toujours l'ac- « tion continuée d'un stimulus, qui empêche l'inflam- « mation de se calmer. En effet, si le stimulus qui « a donné la première impulsion au mouvement in- « flammatoire n'est pas renouvelé dans la partie ma- « lade, ce mouvement, qui ne peut avoir qu'une « durée déterminée, ne saurait manquer de cesser. « Si donc on voit l'irritation persister, on peut assu- « rer qu'il existe un stimulant local ; et presque tou- « jours il peut être aperçu par un médecin attentif. » Et cette irritation des médecins français qui équivaut à l'état de stimulus ou d'excès d'excitation morbide des Italiens a son origine, autant que je crois l'avoir démontré, dans le processus même de l'inflammation.

L'illustre auteur semble croire nécessaire, pour perpétuer une inflammation, qu'il faille qu'il s'établisse par elle quelque stimulus local , dont en outre il ne serait pas difficile de retrouver la source soit dans le calorique qui se développe, ou dans l'altération des liquides par l'action morbide des vaisseaux. Mais j'ai cru devoir ensevelir dans les faits toutes les conjectures, en démontrant comment le processus inflammatoire, à peine établi, produit ce résultat, et le produit indépendamment de la cause ou des agens externes qui l'ont, dans l'origine, déterminé, et qu'il se maintient et s'accroît malgré que les causes externes aient cessé d'agir.

§ 90. Mais celui qui précéda tous les autres pathologistes dans l'application des maximes que j'avais établies sur la nature de l'inflammation, dans mon ouvrage sur la fièvre d'Amérique, ce fut le profond Joseph Ambri, dont le jugement a toujours été pris en grande considération dans l'université de Parme, et qui ne se laissait pas facilement éblouir par une apparence de mérite. Cet ami doué d'un heureux génie et d'un jugement profond, dont la patrie pleurera long-temps et avec raison la perte, commença en 1808, et continua dans les années suivantes à déclarer son opinion sur la nature toujours identique de la phlogose. En commentant le chapitre 19 du Manuel de chirurgie médicale du professeur Horn, sur l'angine asthénique et maligne, il s'exprime ainsi dans la note 1re, à la page 215 du Journal médico-chirurgical de Parme, vol. XII. « Tout « ce que j'ai dit en différens endroits de ce journal,

« en opposition à la doctrine pathologique de l'in-
« flammation asthénique, est applicable à un cas
« supposé par l'auteur de l'angine inflammatoire as-
« thénique. Cependant je n'opposerai rien à la pos-
« sibilité du cas. Je présenterai seulement le cas op-
« posé sous son véritable aspect, en mettant à sa
« place ce qui pourrait tromper l'observateur pré-
« venu.

« Tant que l'angine est inflammatoire, elle est
« toujours sthénique ; toutes ses différences, ses di-
« vers aspects, ne dépendent pas de la diversité de
« la diathèse, mais de la force de la diathèse, et
« particulièrement de quelques circonstances con-
« comitantes et accessoires. Quelle qu'ait été la dispo-
« sition antérieure de l'individu ; que ce soit même
« une disposition à la diathèse asthénique, chaque
« fois qu'une cause occasionelle produit un état in-
« flammatoire, cette cause ne peut être que stimu-
« lante ou générative des effets stimulans secondaires ;
« alors l'inflammation consécutive ne peut être que
« sthénique, et rendre la diathèse sthénique uni-
« verselle ou locale, selon les rapports plus ou
« moins grands que peuvent avoir et la cause morbi-
« fique et la force de l'inflammation avec le reste de
« l'organisme. Enfin tous les cas d'angine inflam-
« matoire asthénique se réduisent :

« 1° Aux cas d'inflammation tellement violente,
« qu'en peu d'instans elle épuise toute la puissance
« sensitive de la partie enflammée, et proportion-
« nellement celle de tout le corps. Tels sont les cas
« des angines dites malignes, putrides, gangré-

« neuses, dépendant ou des puissances nuisibles or-
« dinaires, ou de la contagion, comme la scarlatine,
« le typhus, etc.

« 2° Aux cas d'inflammation survenue chez un
« individu déjà exténué par l'asthénie, ou prédis-
« posé à cette diathèse. Alors un excès absolu ou re-
« latif d'action stimulante sur une machine déjà dé-
« pourvue de puissance sensitive, devient la cause
« déterminante de l'angine inflammatoire dont la
« nature, ainsi que celle du cas précédent, ne cesse
« pas d'être sthénique, tant que le processus inflam-
« matoire se maintient.

« 3° Aux cas d'inflammation de quelque degré
« que ce soit, même du plus léger, mais accompa-
« gnée de symptômes disproportionnés à la force
« de la diathèse, et suivie de conséquences graves
« à cause d'un vice local qui existait dans la partie
« qui est frappée d'inflammation. Le peu d'aptitude
« du système pour supporter un traitement débilitant
« sévère, qui, quoique réclamé par les circons-
« tances, mais attendu l'issue de l'inflammation en
« des désordres plus ou moins graves, a fourni aux
« pathologistes l'idée de la phlogose asthénique.

« 4° Aux cas d'inflammation produite par une
« puissance désorganisatrice ou caustique, c'est-à-
« dire, douée d'une action chimique supérieure à celle
« de la vie. L'inflammation de l'arrière-bouche dans
« ce cas est toute locale, et ne saurait supporter un
« traitement anti-sthénique énergique, parce que la
« lésion organique, quoique légère, a une période
« nécessaire, elle est indomptable par cette méthode

« curative. Le traitement d'une pareille inflamma-
« tion doit être direct, et propre à détruire la cause
« qui lui a donné naissance.

« 5° Aux cas d'inflammations chroniques. J'ai déjà
« plusieurs fois dit dans ce journal que la durée va-
« riée de l'inflammation n'influe aucunement sur sa
« diathèse, elle reste toujours la même, soit que le
« processus inflammatoire ait une marche aiguë,
« soit qu'elle soit lente ou longue ». Dans ses observations médico-pratiques et anatomico-pathologiques qu'il communiqua à la société en février et
mars 1810 (Journal déjà cité, vol. VIII, pag. 52),
il démontra clairement, et appuyé de faits observés
dans l'hôpital civil, comment l'inflammation, même
chronique, primitive ou secondaire, manifeste ou
occulte, conserve toujours jusqu'aux derniers momens, et malgré ses terminaisons, sa nature hypersthénique. Et dans le neuvième volume du même
Journal, en parlant de l'opinion de Horn sur la dysenterie, il soutint par d'excellentes raisons déduites de
l'expérience, que cette maladie, souvent très-tenace,
et qui se termine fréquemment par la dégénérescence organique des intestins, n'est rien autre chose,
depuis son commencement jusqu'à sa fin, qu'une
phlogose de la membrane secrétoire (muqueuse),
qui se conserve telle jusqu'à ses derniers résultats,
et est toujours un processus de stimulus augmenté.

§ 91. A peu près à la même époque, l'illustre
Monteggia, en parlant de l'inflammation (Institutions chirurgicales, cap. II.) déclara de prime abord:
« qu'il fallait faire attention, qu'aucune espèce d'in-

« flammation n'existait sans l'augmentation d'exci-
« citation; parce qu'à la vérité la faiblesse ne peut
« pas être cause prochaine d'une action exaltée,
« qu'elle est toujours déterminée par une cause qui
« tient lieu du stimulus. » Il admet bien les inflammations produites « par un principe âcre, septique,
« caustique, différentes de celles occasionées par les
« stimulus ordinaires ». Mais un pareil principe, quel
qu'il soit, agira aussi nécessairement, d'une manière
stimulante, mais plus prompte, plus pénétrante et
plus sérieuse que n'agissent les stimulus ordinaires.
Et si, par sa causticité ou son action chimique, il a
la force de décomposer la texture des substances
animales, ou d'altérer la nature des fluides, il pro-
duira, si l'on veut, une désorganisation prompte,
ou la gangrène; mais cela ne prouvera rien autre chose
si ce n'est, que les momens où l'inflammation peut
être traitée sont très-courts ; mais on n'en pourra
pas inférer, que les premiers jets de l'inflammation,
les seuls qui soient susceptibles de traitement, ne
proviennent pas de l'augmentation du stimulus.
Monteggia admit également comme possible une inflammation consistant en *une augmentation d'action
avec défaut de puissance*. Mais, si cette augmentation
d'action est morbide, comme elle doit l'être dans une
inflammation, il n'y a qu'un seul moyen de l'arrêter, c'est la diminution du stimulus, et l'application
des contre-stimulans; et si, par cette augmentation
d'action, d'excitation ou de stimulus, la puissance
reste dans l'inertie, ou est accablée, il faut diminuer
l'action, afin que ce défaut de puissance n'aille pas

outre. Il n'existe plus personne aujourd'hui qui puisse accorder aux browniens, que la puissance étant actuellement et progressivement épuisée par un excès de stimulus ou d'action, on puisse la restaurer au moyen de nouvelles puissances stimulantes. Cet auteur admit également une inflammation produite par *une cause irritante, persistante, qui met l'excitabilité dans un état d'action forcée.* Dans ce cas, si le corps irritant a enflammé une partie, ce corps a donc exercé l'action de stimulus; puisque s'il s'était borné à une action irritative, en tourmentant seulement les filets nerveux, et en y produisant de la douleur et du spasme, il n'aurait pas encore produit un processus phlogistique, et la maladie serait encore curable par la simple soustraction de la cause irritante. Monteggia suppose, d'après les recherches de l'illustre Giannini, *un état tel que la faiblesse des nerfs puisse produire une exaltation de l'action des artères.* Mais ces deux états opposés, de faiblesse et d'exaltation d'action, ne peuvent être simultanés ; et l'action des artères ne peut pas être augmentée (comme nous le verrons en parlant de la fièvre), quand celle des nerfs est déprimée : le rapport de ces deux principaux systèmes avec tous les autres qui constituent la machine, les liant trop étroitement entre eux, et par des lois, qui déjà du temps d'Hippocrate étaient connues. L'un de ces deux états, comme la faiblesse ou l'épuisement des nerfs, en même temps que celle des artères, pourra bien.être une cause ou premier motif d'un phénomène subséquent opposé, tel que l'*exaltation* ou augmentation d'action dans les deux systèmes, et cela au moyen des lois déjà indiquées relativement à la réaction vitale. Mais il sera toujours vrai que, quand à la faiblesse dite nerveuse il succèderait une exaltation d'action et une inflammation, que ce dernier état exprimera une excès, qui ne pourra être dompté que par l'application de remèdes déprimans. Notre auteur suppose encore une inflammation ayant pour origine la *passibilité* ou *atonie* des vaisseaux *qui se laissent trop remplir et distendre par le sang.* Mais il a déjà été démontré plus haut, que tant que cet engorgement n'a pas, par l'effet de la distension des fibres, exercé l'action de stimulus, la maladie manque des conditions et des caractères propres à l'inflammation; et que, quand les fibres distendues et stimulées déterminent une inflammation, le génie de celle-ci n'est point différent de celui des autres inflammations. Enfin le docte auteur, par ces doutes qui se ressentaient de l'influence encore existante des diverses théories, ne pouvait pas prétendre à établir une exception au principe déjà très-clairement établi au commencement du chapitre VI, *que la faiblesse seule ne pouvait jamais être cause prochaine d'exaltation d'action.*

§ 92. Comme nous l'avons déjà dit dans un autre chapitre, le célèbre chevalier Assalini, guidé par l'observation et une longue expérience, a déclaré dès 1812, dans son *Manuel de chirurgie*, que les inflammations gangréneuses mêmes, qui ordinairement étaient jugées asthéniques, étaient entretenues par un stimulus excessif, et devaient être traitées par la méthode anti-phlogistique. On voit par le quatrième discours de l'ouvrage indiqué, combien est simple la méthode (anti-phlogistique dans toute son extension) qu'il propose, d'après les principes de son illustre maître Tissot, et qu'il appliqua avec un très-grand avantage en Égypte contre la dysenterie, comme pourront le vérifier les médecins les plus prévenus, pourvu qu'ils aient la patience d'ouvrir les cadavres de ceux qui en auront été victimes; la dysenterie, dis-je, n'est rien autre chose que l'inflammation de la membrane muqueuse intestinale, qu'elle soit occasionée par la contagion, ou qu'elle provienne des causes ordinaires. Ni les symptômes nerveux, ni la fièvre avec les caractères du typhus qui viennent souvent s'associer à la dysenterie, sans changer la nature phlogistique de la maladie, ne purent empêcher cet observateur prudent de continuer l'usage des remèdes déprimans, avec cette réserve que les cas exigent, mais avec fermeté. « Je « préfère, disait-il, suivre cette pratique établie « par Pringle et par les plus célèbres auteurs, ou-« bliant que quelques-uns, entraînés par l'erreur « d'un séduisant système (le brownien), colloquent « la dysenterie parmi les maladies asthéniques et « la traitent avec les remèdes excitans ». Le célèbre Pisani obtint les mêmes résultats que ceux d'Assalini, dans le traitement de la *dysenterie qui régna dans l'hôpital militaire de Mantoue en* 1811 et 1812; et je ne connais pas de livre plus utile, relativement à cette maladie, que l'histoire raisonnée qui a été publiée par ce praticien aussi expert que profond pathologiste. Après avoir démontré, au moyen des ouvertures de cadavres, que la condition pathologique principale de cette maladie était une inflammation des gros intestins, et que la couleur livide, et les différentes dégénérescences que l'on rencontrait dans quelques cadavres étaient les conséquences de l'inflammation même, il déclara faux les signes de phlogose et de diathèse asthéniques, les symptômes de faiblesse et de malignité qui malheureusement entraînent les praticiens à se servir de remèdes excitans. Dans la perplexité où se trouvait l'auteur, non seulement à cause des symptômes et de l'aspect de cette dysenterie contagieuse (que personne au milieu de cette lutte n'aurait imaginé être sthénique), mais encore à cause des controverses des praticiens sur l'action des contagions, et principalement sur celle qui produit de pareilles dégénérations. « Je pensai, dit-il, que le parti le « plus sage afin de déblayer la voie d'autant de « doutes, était d'avoir recours à l'expérience pru- « dente de ce qui est utile, et de ce qui devient « dangereux. Ce moyen quoiqu'il démontre l'incer- « titude de l'art, est cependant le seul qui puisse « nous conduire comme par la main à médicamen- « ter avec connaissance de cause. Comme dans « les premiers cas qui se présentèrent à moi, pour « traiter cette maladie, je considérais que toutes les « présomptions étaient en faveur de la méthode « excitante, je me suis en conséquence décidé à « prescrire l'opium et ses différens mélanges, la « liqueur anodine, le camphre et le vin ; et je dois

« avouer qu'il me sembla en avoir aperçu de prompts
« et heureux effets; parce que par les évacuations, l'af-
« fection paralytique des extrémités s'était dissipée,
« le pouls s'était relevé ainsi que les forces, et le
« malade avait avantageusement et d'une manière
« notable changé d'aspect : c'est ce qui m'arriva au
« moins, dans deux cas, et ce qui m'encouragea à
« continuer la méthode de traitement déjà com-
« mencée. Cependant je dirai qu'au bout de six ou
« sept jours de ce traitement, quoique le vomisse-
« ment et les déjections alvines aient été de beau-
« coup diminués, que le premier revenait de temps
« à autre et que le second continuait avec une cer-
« taine fréquence et assez abondamment ; de ma-
« nière que l'amaigrissement du corps, déjà notable,
« et produit par les évacuations excessives, augmen-
« tait de plus en plus. C'est alors que je soupçonnai
« que les avantages apportés par les excitans pou-
« vaient être le résultat du faux raisonnement
« qui m'avait fait attribuer aux remèdes ce qui dé-
« pendait de la marche spontanée de la maladie, et
« que, d'après le mûr examen des circonstances rap-
« portées, j'abandonnai la méthode corroborante
« pour adopter la méthode anti-phlogistique, dont
« les avantages ont surpassé mes espérances.

§ 93. Pourquoi les ouvrages des médecins italiens
sont-ils si peu connus des étrangers, tandis qu'à
l'opposé, chez nous, on n'épargne aucun soin pour
faire connaître, autant que possible, ce qui se publie
au delà des Alpes? Si les observations et les déduc-
tions d'Assalini et de Pisani sur la dysenterie épidé-

mique et contagieuse avaient été connues du docteur Robertson, lorsqu'il publia à Édimbourg, en
1817, une dyssertation sur la dysenterie contagieuse
des pays chauds; je suis persuadé que son travail
aurait été plus utile et plus en rapport avec certaines maximes, que lui-même n'ignore pas, et qu'il
manifeste. « Morborum proximæ et abditæ causæ,
« dit-il, cognitu difficillimæ sunt : nihilominus vix
« dubito quin primum hujus dysenteriæ stadium (et
« notez bien que la maladie provenait d'un principe
« contagieux) nihil aliud sit quam impetus sangui-
« nis auctus vasorum totius abdominis, et maximæ
« venæ portæ in hæpatis inflammationem chronicam
« sæpissime desiturus ». Et d'après ce principe, il
propose sagement de prévenir les conséquences de
cette maladie meurtrière, par l'usage des remèdes
déprimans, comme l'ipécacuanha, les boissons anti-
phlogistiques, le calomélas et la saignée. En parlant
de ce dernier remède il s'exprime ainsi : « Alicui
« litteris medicis probe, experientia parum, imbuto
« mirum sanè videbitur jacturam sanguinis in hoc
« morbo tuto, et tam jucunde tolerandam esse : quia
« auctores per multi venæ sectionem in dysenteria
« penitus vetuerunt. Sed hic aliud doctrina (toute
« différente sans doute de l'italienne) aliud expe-
« rientia docet : (c'est une bien triste doctrine que
« celle qui n'est pas d'accord avec l'expérience ou
« qui n'est pas fondée sur l'expérience même). Nam
« sanguinem iterum atque iterum destruxisse con-
« fiteor (c'était un besoin en Angleterre de le con-
« fesser presque comme une erreur), non solum

« impunè sed cum beneficio insigni. Nec abs re erit
« recordari sydenhamum illustrem, medicorum
« prioris sæculi facile principem, sanguinis detrac-
« tionem in dysenteria auctoritate sua gravissima
« sanxisse ». Mais si cet auteur avait connu cette pathologie simple, déduite des faits, qui assigne à
l'inflammation une nature toujours identique, ainsi
que la même méthode curative, et qu'il ne se soit pas
attaché à des symptômes divers, qu'il cherchait à
dissiper par des moyens contraires à l'idée principale de la maladie; il y aurait eu facilement une
moins grande mortalité dans l'armée. Il n'aurait pas
fait appliquer à ses malades des bandages de laine
sur l'abdomen, afin d'exciter la transpiration, à la
supression de laquelle il attribuait une partie des
phénomènes morbides, il n'aurait pas mélangé les
anodins avec les anti-phlogistiques, et il n'aurait pas
aussi facilement accordé à ces dysentériques, le vin
et l'opium, par le seul motif que la maladie se pro-
longeait au delà des limites ordinaires d'une affection aiguë. L'on comprend bien, en lisant la dissertation de Robertson, que les mauvais effets de
l'opium le mettaient dans une juste défiance sur
l'emploi de ce remède. « Quod vero ad opii usum
« pertinet in stadio primario, cui hæret semper vel
« inflammatio, vel ad inflammationem proclivitas.
« Cautela multa opus esse fateor, et opium vix,
« *nisi diaphoreticis junctum*, unquam esse dandum ».
Ces diaphorétiques, que l'on réunit empiriquement
à l'opium, étant ordinairement les antimoniaux, ou
l'ipécacuanha, comme dans la poudre si connue

de Dower, on comprend facilement comment ils peuvent rendre l'opium moins nuisible, en neutralisant, en partie au moins, ses effets par l'action contre-stimulante qu'ils exercent.

§ 94. Tandis que les observations des auteurs italiens cités confirmaient la nature toujours identique de la phlogose, et se publiaient à Milan; l'illustre docteur Comandoli, à Pise, écrivait ses annotations sur le grand ouvrage du célèbre Pierre Franck, *de curandis hominum morbis*. Ce profond clinique toscan, qui contrôla toujours ses utiles réflexions par les faits observés dans sa longue pratique, n'hésita pas à admettre les maximes que j'avais professées relativement à la phlogose; et il considéra toujours ce terrible processus, comme étant entretenu par un excès de stimulus, et comme étant toujours curable par les contre-stimulans ou antiphlogistiques, tant qu'il pouvait y avoir espoir de guérison. Ni l'appareil nerveux des symptômes, dont s'accompagnent certaines inflammations; ni la faiblesse réelle des individus chez qui l'inflammation avait lieu, ni les dégénérescences successives plus ou moins rapides, ou au contraire leur marche sourde et chronique, n'éloignèrent jamais le docte commentateur de l'étiologie indiquée. « L'inflam-« mation, disait-il (note 1re du vol. 2), est toujours « un processus identique, qui ne consiste que dans « l'action augmentée de la partie stimulée, relative-« ment cependant à la plus ou moins grande quan-« tité de vitalité dont elle est pourvue; tandis que « les signes de l'inflammation sont différens selon

« les parties qui sont affectées par le stimulus......
« Il nous semble enfin entièrement hypothétique
« de supposer que dans l'inflammation asthénique,
« l'énergie ou l'irritabilité des vaisseaux soit dimi-
« nuée, et que la faculté de sentir soit accrue, ou
« que la faiblesse des nerfs soit la cause de l'exalta-
« tion des artères. Si la force vitale est le principe
« unique du mouvement des solides, si elle préside
« à leur défense, si toutes les autres propriétés dé-
« rivent de là, comme la sensibilité, l'irritabilité,
« la contractilité et l'extensibilité, nous ne pourrons
« jamais imaginer qu'un stimulus laisse intacte une
« de ces propriétés, pour augmenter l'action d'une
« autre, puisque toutes dérivent d'un même principe,
« et que les seules différences que l'on peut y ob-
« server ne proviennent que de la diversité de con-
« formation et de texture des organes, qui, par ce
« motif, sont rendus plus aptes à manifester plus tôt
« une de ces propriétés que l'autre, quoiqu'elles dé-
« rivent toutes de la propriété vitale. Dans tout le
contenu de ses notes, cet illustre praticien manifeste son adhésion aux maximes de la nouvelle doctrine, en démontrant le solide appui qu'elles re-
trouvent dans la pratique des plus célèbres médecins de l'antiquité ; en les confirmant par sa propre
expérience, et en en faisant des applications utiles
et spontanées à la pathologie la plus étendue. La
précision de ces maximes est bien garantie par leur
peu de discordance ou plutôt par le parfait accord qui
règne entre elles, ainsi que par les préceptes pratiques
du grand ouvrage dont il a entrepris le commentaire,

et dans lequel, si l'on fait abstraction dans quelques endroits du langage admis dans le temps où il fut écrit, on verra que les semences et les fondemens de la meilleure médecine pouvaient y être puisés.

§ 95. A peu de distance de là, d'autres savans praticiens publièrent des observations et des mémoires qui confirmaient l'identité de l'inflammation, comme processus qui indique toujours un excès de stimulus. Dans l'histoire de l'ophtalmie contagieuse, qui en 1812 et 1813 se manifesta dans l'hôpital militaire d'Ancône, le chevalier Vasani, mon ami, eut l'occasion de se convaincre par un bon nombre d'observations « *que la diathèse de sti.* « *mulus persistait jusqu'à la fin de la maladie.* « Non-seulement dans les cas les plus graves la ma- « ladie cédait aux contre-stimulans quand ils étaient « employés dès le principe, et dans les cas d'inflam- « mation plus légère l'usage des stimulans aggravait « la maladie ; et le dernier résultat, *ce prétendu relá-* « *chement de la partie,* ne pouvait jamais être vaincu « par l'usage des stimulans, qui au contraire faisait « inévitablement récidiver la maladie. » D'où on doit inférer « que l'amélioration de la maladie dépendait « de la diminution de la diathèse de stimulus, et que « les récidives étaient l'effet de cette diathèse, ou « non combattue ou nouvellement reproduite par les « principes contagieux restés en contact avec les « parties; et que l'unique moyen était celui de la « traiter avec les contre-stimulans, jusqu'à la con- « sommation de la maladie, en employant aussi lo- « calement les moyens convenables. » Ces vues curatives ne s'écartent point de celles que l'on suit pour l'ophtalmie d'un autre genre. « Toutes les « ophtalmies, soit aiguës ou chroniques, ont une « diathèse de stimulus : enfin aucune ne pourrait « être traitée par une méthode stimulante. » Le docteur Cérioli, de Crémone, en parlant en 1817 des effets produits par un autre principe contagieux, les pétéchies, non-seulement regarda la fièvre qui en provient comme inflammatoire, malgré l'appareil nerveux qui l'accompagne, et auquel on donne le nom d'asthénie; mais il déclara positivement, qu'il n'était pas permis de supposer que l'inflammation qui se manifeste dans ce cas, puisse être produite par un défaut de stimulus, et être traitée par la méthode stimulante; il lui semblait que les motifs que j'avais exposés dans mes recherches sur la fièvre d'Amérique excluaient absolument toute idée d'inflammation *originairement asthénique.* — Dans l'essai d'observations sur les maladies qui ont régné à Saint-Severino en 1818, publié à Ancône en 1819 par le docteur Venturi, premier médecin de cette ville, il soutint aussi, d'après sa propre expérience, que *l'inflammation est toujours un processus de stimulus qui réclame toujours, pour être domptée, l'usage des remèdes déprimans.* En avouant avec impartialité qu'il existe des cas où l'organisme n'est plus en état de supporter cette médication qu'exigerait la partie enflammée, soit par les déplétions abondantes qui furent nécessaires pour obtenir la résolution, ou par le désordre prolongé dans l'harmonie des fonctions réparatrices ; il

confesse cependant en même temps, que la partie
n'est précisément plus en rapport avec les autres,
que par la ténacité de l'inflammation qui l'affecte,
qu'elle n'a besoin que de remèdes contre-stimulans,
et qu'elle ne peut impunément soutenir l'action des
stimulans. — L'illustre professeur Bodéi, qui a déjà
tant mérité de la bonne pathologie, se déclara aussi
tellement persuadé du génie toujours identique de
l'inflammation, que dans son ouvrage sur l'influence
contagieuse épidémique, il s'exprime ainsi : « L'état
« inflammatoire consiste essentiellement dans l'aug-
« mentation d'action (dynamisme organique) des
« fonctions organiques, d'où je ne saurais concevoir
« l'existence d'une inflammation, sans supposer
« l'augmentation de l'action vasculaire, la contrac-
« tion de la fibre vivante, et le mouvement arté-
« riel, etc.» — Et à peu près à la même époque, le
savant praticien italien, le chevalier Mantovani,
(qui a tout récemment gratifié la jeunesse d'un cours
de thérapeutique spéciale de l'inflammation), publia
une analyse très-philosophique de l'ouvrage de
Greiner d'Eisemberg sur la scarlatine ; ouvrage qui
présente d'une part, un essai des maximes pathologiques de l'illustre commentateur de l'inflammation, et sur sa diathèse immuable ; d'une autre part,
il laisse entrevoir quelques idées sur l'étiologie des
exanthèmes, et sur les diffusions ou transport (mé-
tastases) de la phlogose exanthématique, qui est tout-
à-fait conforme à celle que j'ai déjà indiquée, et que
par la suite de cet ouvrage j'ai l'intention de confirmer.

§96. En Toscane, à peu près à la même époque,

d'autres savans observateurs joignirent avec impartialité leurs opinions aux maximes que j'avais soutenues sur l'identité de l'inflammation ; c'est bien aussi le pays où la doctrine du profond Fiorani et la médication simple et anti - phlogistique de l'inflammation locale, si heureusement pratiquée par Bénévoli, Nannoni et Vacca, devaient plus qu'ailleurs disposer l'âme des médecins à sentir cette importante vérité. Je ne parlerai pas des méthodes curatives et des maximes bien connues des illustres professeurs toscans, mes amis, Chiarugi, Giuntini, Ucceli, Gigli et Comandoli, ni de mon ami le professeur Morelli, directeur de la clinique médicale à Pise, qui, par des lettres qu'il m'écrivit il y a quelques jours, approuve tout ce que j'ai exposé dans le *Prospectus des résultats* etc., obtenus dans ma clinique. Quant aux maximes dont il est ici question, l'opinion du ch., professeur à Pise, qui a commenté la nosologie d'Alibert, pourrait suffire, et être d'autant plus concluante pour les pyrrhoniens, que ce professeur ne se montre pas très - favorable aux autres maximes de la nouvelle doctrine. « Les opinions « de Tommasini reçurent une approbation uni- « verselle, et l'on pense assez généralement aujour- « d'hui que la phlogose est toujours le produit d'un « excès de stimulus ou absolu ou relatif. L'opi- « nion des médecins et des pathologistes italiens « étaient bien différentes sur la nature de l'inflamma- « tion à l'époque où le professeur Tommasini publia « son ouvrage sur la fièvre jaune d'Amérique ; et « comme alors la faiblesse indirecte était en faveur,

« on n'avait conséquemment aucun doute sur l'exis-
« tence de l'inflammation passive, que l'on supposait
« curable, pour le malheur de l'humanité, par les re-
« mèdes excitans. — Certainement que dans cette
« théorie du professeur Tommasini, il n'y a rien de
« nouveau (je n'ai jamais aspiré à la gloire de nova-
« teur), mais n'est-on pas souvent plus utile aux
« sciences en détruisant une erreur qu'en découvrant
« une vérité? Et ce professeur a, dans cette circon-
« stance, le mérite d'avoir remis dans le bon chemin
« ces médecins italiens qui, fervides enthousiastes
« du système de Brown, n'osaient élever le moindre
« doute contre la vérité de ses dogmes ». En parcou-
rant encore les mémoires publiés dans ces dernières
années au delà des Apennins, je retrouve également
que mon ami, le docteur Franceschi, professeur de
clinique à Lucque s'exprime ainsi en parlant de l'inflammation, dans sa *Lettre sur la manière de concilier les contre-stimulans avec leurs adversaires.*

« Concluons que la véritable phlogose est toujours
« sthénique, au moins dans le lieu où elle a établi
« son siége; que par elle il peut survenir une sthénie
« générale, et qu'également par l'action locale d'un
« stimulus, une partie peut s'enflammer sans le con-
« cours des forces générales de la vie. Enfin il résulte
« que, si dans le premier cas il devient indispensable
« d'avoir recours à une méthode curative contre-sti-
« mulante, autant locale que générale, dans le second,
« les contre-stimulans généraux seraient nuisibles
« et surtout les saignées répétées. Enfin, concluons
« qu'il existe de simples injections, par faiblesse ou

(272)

« relâchement des solides, et peut-être encore par
« la fluidité vicieuse du sang, que l'on ne doit pas
« confondre avec les véritables inflammations dont
« elles n'ont pas les caractères. » — Le célèbre professeur Barzelloti de Sienne ne semble pas s'écarter
de cette maxime, autant au moins qu'il est permis
de le penser, d'après la lecture du premier volume
de ses *Institutions de médecine pratique*, publiées tout
récemment à Pise. Et quoique ce professeur pense
que souvent l'inflammation est compliquée avec l'em-
barras gastrique, les vers, et les autres altérations
produites par des principes étrangers, il déclare cependant que quand l'inflammation existe la méthode anti-phlogistique et la saignée répétée selon
le besoin sont nécessaires pour la dompter. — Rome,
Naples et les autres pays voisins ne manquent pas
de médecins profonds et d'experts praticiens qui ne
voient l'inflammation, dans quelques circonstances
qu'elle se soit établie, et quels que soient les phénomènes qui l'accompagnent, sous cet aspect de simplicité dans lequel je l'ai jusqu'à présent considérée.
Il serait trop long de rapporter à cette occasion les
différens mémoires, les consultations et les histoires
médicales qui ont déjà été publiés, ou qui m'ont été
adressés particulièrement, qui démontrent que l'o-
pinion d'un nombre déjà très-grand de praticiens
d'une haute réputation est conforme à l'idée que
nous avons émise et que des observations conti-
nuelles ont affermie.

§ 97. Je fermerai la liste des pathologistes et des
médecins qui ont été ou qui sont les dignes soutiens de

l'identité inflammatoire, en me retranchant dans les écoles de la Lombardie, d'où la nouvelle doctrine médicale a tiré son origine. Je ne ferai pas mention des cures heureusement tentées, et des guérisons obtenues par Rasori et par Borda au moyen d'une méthode constamment anti-phlogistique, dans les mêmes cas où le prestige des inflammations *nerveuses, malignes, chroniques, fausses, asthéniques*, recommandait alors l'application des remèdes excitans, le parallèle entre les effets de l'une et l'autre méthode dans le traitement de l'inflammation est trop favorable aux maximes qui jusqu'ici ont été soutenues. Les désastres occasionés par l'usage des stimulans dans les prétendues phlegmasies asthéniques furent trop graves ainsi que la mortalité qui a affligé, il y a quelques années, une ville fameuse et distinguée principalement par les sciences médicales. Les triomphes obtenus dernièrement à Milan par la méthode anti - phlogistique *sur des maladies d'une haute importance*, sont trop connus et trop merveilleux, puisque la guérison de ces maladies, en plaçant la nouvelle doctrine sous de nouveaux auspices, a fourni de nouveaux moyens d'encouragement même à ses plus timides partisans. Je ne parlerai pas non plus des heureux résultats obtenus l'année dernière par le chevalier Mantovani dans l'hôpital de Pavie, où il traita toutes les inflammations d'après l'étiologie moderne, comme on peut s'en convaincre par ses Leçons de thérapeutique spéciale sur les inflammations, tout récemment publiées. Pour dernière preuve capable de donner de la valeur à la

tâche que je me suis imposée, je ferai seulement remarquer comment le génie élevé et austère du malheureux Vincenzo Racchetti (déjà pathologiste à Pavie et enlevé trop tôt à la science) avait adopté les
maximes que j'avais exposées sur l'inflammation.
Quoiqu'il lui fût difficile de se rendre à l'opinion
d'autrui, cet illustre professeur dans le chapitre VI
de son bel ouvrage *sur la structure des fonctions et
sur les maladies de la moelle épinière*, s'exprime ainsi.
« Si d'un côté, l'on considère que l'inflammation a
« lieu dans une partie très-essentielle à la vie, comme
« peut l'être la moelle épinière, parce que la cir-
« culation est sous sa dépendance, on fera tout son
« possible pour mettre en usage tous les moyens pro-
« portionnellement efficaces afin de pouvoir arrêter
« la mortification de cet organe; en réfléchissant d'un
« autre côté, que de l'état morbide de la moelle épi-
« nière, les forces du cœur tombent facilement en lan-
« gueur, on sera très-modéré sur l'usage de la saignée
« générale, mais on aura plutôt recours aux déplé-
« tions sanguines locales. D'une autre part, en pre-
« nant en considération, précisément l'altération des
« fonctions du cœur dans cette maladie, surtout à
« cause de la propension à la syncope, que les anciens
« avaient déjà remarquée, il peut se faire, vu la pros-
« tration évidente du pouls, que l'on soit entraîné
« dans l'erreur de croire, que la force vitale soit épui-
« sée quand elle n'est encore qu'opprimée. C'est aussi
« ce qui doit rendre très-circonspect sur l'usage du
« camphre, de l'opium ou autres remèdes excitans,
« même dans le cas où le pouls est tremblant et iné-

« gal ; car on ne peut en attribuer la cause qu'à la
« violence de l'inflammation d'une partie qui exerce
« un empire si immédiat sur le cœur ; aussi ne ferait-
« on qu'accélérer la fin terrible de la maladie par l'u-
« sage des remèdes excitans. Je doute même encore
« très-fort, si ces fameux excitans pourraient même
« convenir dans le cas où l'inflammation violente de
« la moelle épinière dégénérerait ou en hydropisie
« aiguë ou en suppuration. Dans le premier cas, l'u-
« sage des purgatifs et des diurétiques pourrait être
« indiqué, tandis que dans le second il conviendrait
« de soutenir modérément les forces avec des subs-
« tances nutritives légères, tout en évitant l'usage
« des remèdes excitans, parce que, quand les parties
« internes commencent à se désorganiser, tout ce
« qui peut déterminer en elles de l'irritation leur de-
« vient nuisible en rendant plus actifs les progrès
« de cette inévitable consomption, qui dans l'ordre
« habituel serait plus lente. »

§ 98. Il ne sera pas inutile de savoir, que dans
l'université de Parme, où j'ai le premier soutenu, il
y a quinze ans, l'opinion sur la nature toujours identique de l'inflammation, que dans cette université
même, où cette opinion trouva un des plus respectables et des plus savans antagonistes, la faculté entière et le collége médical prononcèrent l'année
suivante une sentence définitive en faveur de mes
maximes. Lorsque le concours s'ouvrit pour la chair
de clinique médicale vacante, celui parmi les con-
currens (le professeur Antonio Azzali, homme d'un
esprit pénétrant, qui dut malheureusement suc-

comber à une maladie lente qui le consumait
déjà); celui, dis-je, qui obtint l'entier suffrage et
fut promu à la chaire vacante, en répondant à la
question qui regardait l'inflammation, soutint ouvertement et publia, *que la nature de ce processus
pouvait se réduire à la diathèse de stimulus*. Je ne
saurais encore me contenter du suffrage d'un si
grand nombre de savans, sur la nature toujours
identique du processus inflammatoire ; je dois m'ho-
norer encore, pour l'avantage de mes maximes, du
jugement que je regarde comme très-concluant des
professeurs mes amis et collègues dans cette université célèbre. Le savant professeur de pathologie,
Rodati, renommé autant à cause de ses lumières
qu'à cause de sa modestie, a entièrement adopté
dans ses institutions le principe que j'ai établi, que
la phlogose est toujours entretenue par un excès de
stimulus, et qu'elle ne peut être traitée d'après sa
nature, que par les remèdes anti-phlogistiques. Le
savant et impartial professeur Medici, dans son profond *Commentaire sur la vie*, rapporte à l'augmentation de *réproductibilité*, la source de la susceptibilité
morbide, et de l'accroissement du stimulus qui constitue la condition principale des parties enflammées ; ainsi non-seulement il admet le phénomène,
mais il en essaie encore ingénieusement l'explication. Mais celui qui devait traiter d'une manière
plus positive l'argument si important de l'inflammation, fut mon ami, le professeur Termanini, à qui
les leçons chirurgicales sont confiées ; quoiqu'il
pense qu'il existe quelques affections partielles,

qui, ayant certaines apparences de l'inflammation,
donnent lieu à des engorgemens vaineux ou à des
empâtemens cellulaires, desquels par la distension
il peut ensuite résulter du stimulus, et un processus
phlogistique, il déclare cependant que ce ne sont
que des apparences d'inflammation, et que, quoique
lesengorgemens ou empâtemens, qui ne sont pas
encore phlogistiques, puissent être traités par la
méthode stimulante, ils ne supportent plus ce mode
de traitement, quand à l'engorgement non-phlogis-
tique il succède une inflammation. Il admet bien
aussi que l'inflammation une fois cessée, il peut encore rester des tumeurs non-phlogistiques ayant
une fausse apparence d'inflammation; mais il n'entend pas pour cela dire que ces conditions morbides méritent le nom d'inflammation, et forment
une exception à la règle de l'identité de la nature
de la phlogose que j'ai établie. « Quand une partie,
(il s'exprimait ainsi avec moi tout récemment),
« quand une partie de texture, lâche et abondante
« en tissu cellulaire, éprouve subitement un état
« inflammatoire, il reste quelquefois dans cette partie
« quelques symptômes qui maintiennent continuel-
« lement les apparences de l'inflammation; quoique
« le véritable processus n'existe plus. Telles sont la
« rougeur, le gonflement, et une certaine sensation
« de distension morbide. Ces symptômes semblent
« dériver de l'engorgement vaineux et cellulaire qui
« peut être entretenu par le relâchement indiqué,
« quoique la phlogose soit réellement éteinte dans
« les parties où elle a essentiellement son siége;

» telles sont les artères. » J'ajouterai enfin à ces suffrages celui du savant médecin Louis Emiliani, très-
positivement exprimé dans ses *Observations sur les
progressions naturelles et indéclinables des maladies*. Il démontre clairement dans cet écrit, non-seulement comment l'inflammation est toujours le produit
du stimulus, mais il défend, contre une certaine cen-
sure mon autre expression, que la phlogose devient
créateur d'un stimulus nouveau et excessif. « Ayant
« reconnu, dit-il, l'origine de l'inflammation, et les
« effets de l'inflammation même, il me semble que
« l'on a tout-à-fait éclairé ce réduit obscur, que
« l'auteur des Lettres médico-critiques sur la nouvelle
« doctrine italienne, dans la note à la page 68, trou-
« vait dans les expressions du professeur Tomma-
« sini, par lesquelles il dit, que l'inflammation est
« toujours sthénique, ou pour parler un autre lan-
« gage, qu'elle consiste toujours dans un excès de
« stimulus, et peut aussi donner lieu à un stimulus
« excessif. La phlogose prend naissance du stimulus:
« par exemple l'érysipèle est occasioné par les rayons
« solaires, et l'engorgement sanguin dans les vais-
« seaux de la partie enflammée forme lui-même un
« autre stimulus qui maintient et augmente la mala-
« die, ce qui cependant n'a pas lieu en même temps.
« Ce sont des faits successifs, et ce n'est pas le même
« stimulus qui se trouve être en même temps et la
« cause et l'effet. »

Tels sont les argumens dérivés des faits et de l'observation, c'est-à-dire de l'expérience et de l'induction la plus sévère; telles sont les explications sur

ce que les apparences semblent dans certains cas déposer de contraire, et les réponses aux oppositions diverses formées par des hommes respectables : telles sont enfin les suffrages des pathologistes expérimentés, à l'aide desquels je crois pouvoir soutenir : que l'inflammation, quelques soient les conditions générales de l'individu chez lequel elle s'allume, quels que soient les phénomènes qui l'accompagnent, ou les résultats qui en dépendent; que l'inflammation, dis-je, par ce qu'elle est en elle-même, et dans les lieux qui en sont idiopathiquement affectés, est toujours un processus de stimulus augmenté, curable seulement par la méthode antiphlogistique ou déprimante.

FIN DE LA PREMIÈRE PARTIE.

ERRATA.

Page 7, ligne 13; *lisez* aient, *au lieu de* ait.

Page 7, ligne 20; *lisez* inspirer, *au lieu de* inspiré.

Page 7, ligne 23; *lisez* volume, *au lieu de* gonflement.

Page 8, ligne 17; *lisez* les, *au lieu de* : les.

Page 8, ligne 24; *lisez* , de, *au lieu* . De

Page 33, ligne 11; *lisez* stahliennes, *au lieu de* staaliennes.

Page 46, ligne 18; *lisez* vitæ, *au lieu de* vitale.

Page 53, ligne 30; *lisez* Baker, *au lieu de* Baked.

Page 95, ligne 17; *lisez* organisme, *au lieu de* organisation.

Page 100, ligne 16; *lisez* Gorter, *au lieu de* Garther.

Page 106, ligne 9; *lisez* ni de ceux, *au lieu de* ni ceux.

Page 106, ligne 10; *lisez* Brownisme, *au lieu de* Brownianisme,

Page 106, ligne 19; *lisez* diaphorétiques, *au lieu de* diaphorétique.

Page 127, ligne 19; *lisez* parotides, de l'oreille, *au lieu de* parotide de l'oreille.

Page 129, ligne 12; *lisez* de gangrène, *au lieu de* la gangrène.

Page 145, ligne 17; *lisez* tant des, *au lieu de* tant de.

Page 148, ligne 22; *lisez* des phénomènes, *au lieu de* phénomènes.

Page 148, ligne 22; *lisez* de malignité, *au leu* des malignité.

Page 160, ligne 30; *lisez* entre le gonflement non phlogistique par collection de liquide, *au lieu de* entre le gonflement d'une collection de liquide non phlogistique.

Page 175, ligne 18; *lisez* tendu, *au lieu de* tendre.

Page 180, ligne 1; *lisez* angioite, *au lieu de* angivite.

Page 180, ligne 3; *idem, idem.*

Page 187, ligne 24; *lisez* enlève, *au lieu de* enlevait.

Page 191, ligne 11; *lisez* sur, *au lieu de* par.

Page 221, ligne 13; *lisez* aphthes, *au lieu de* aphithes.

Page 223, ligne 8; *lisez* ipécacuanha, *au ieu de* épicacuanha.

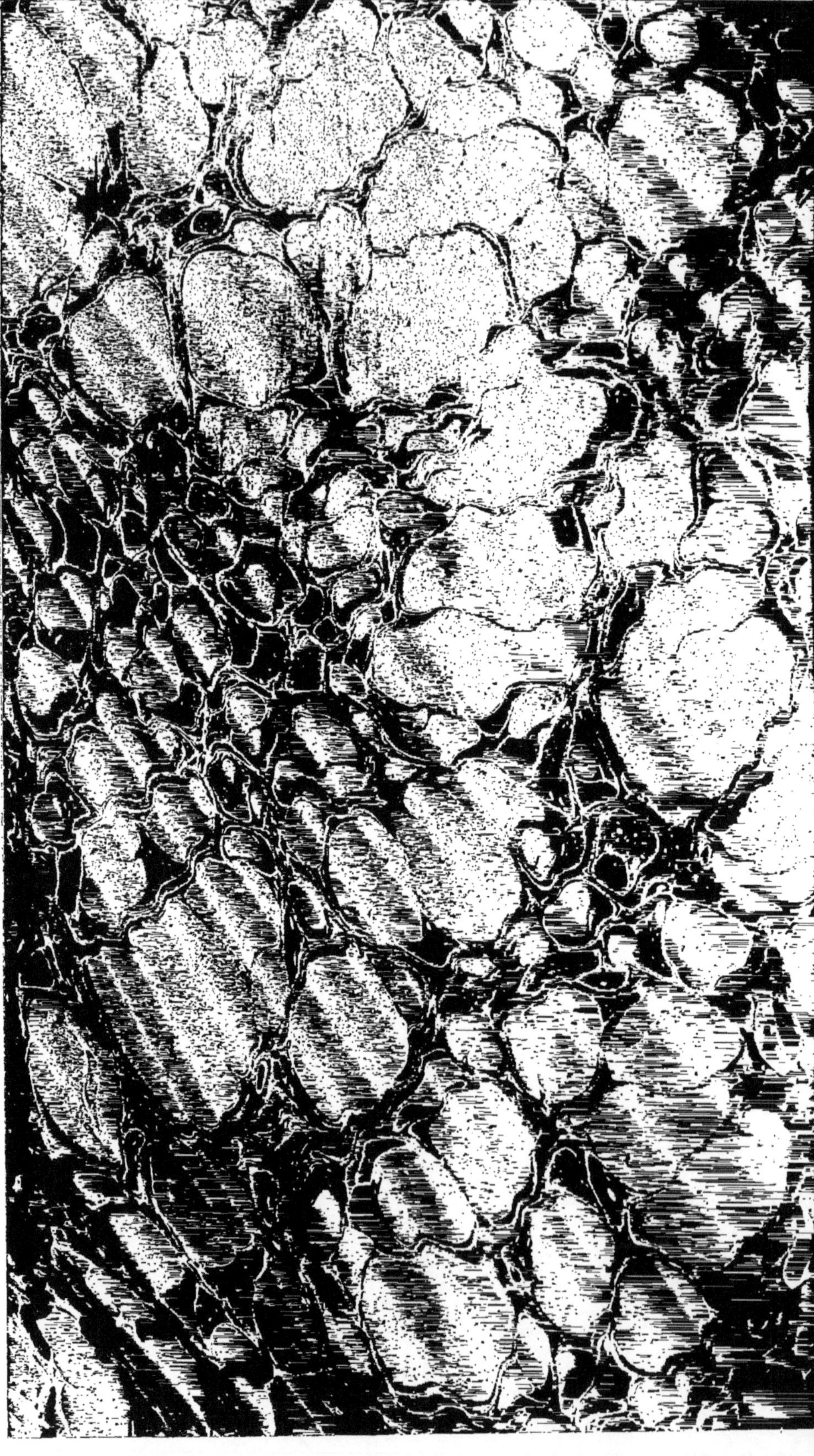

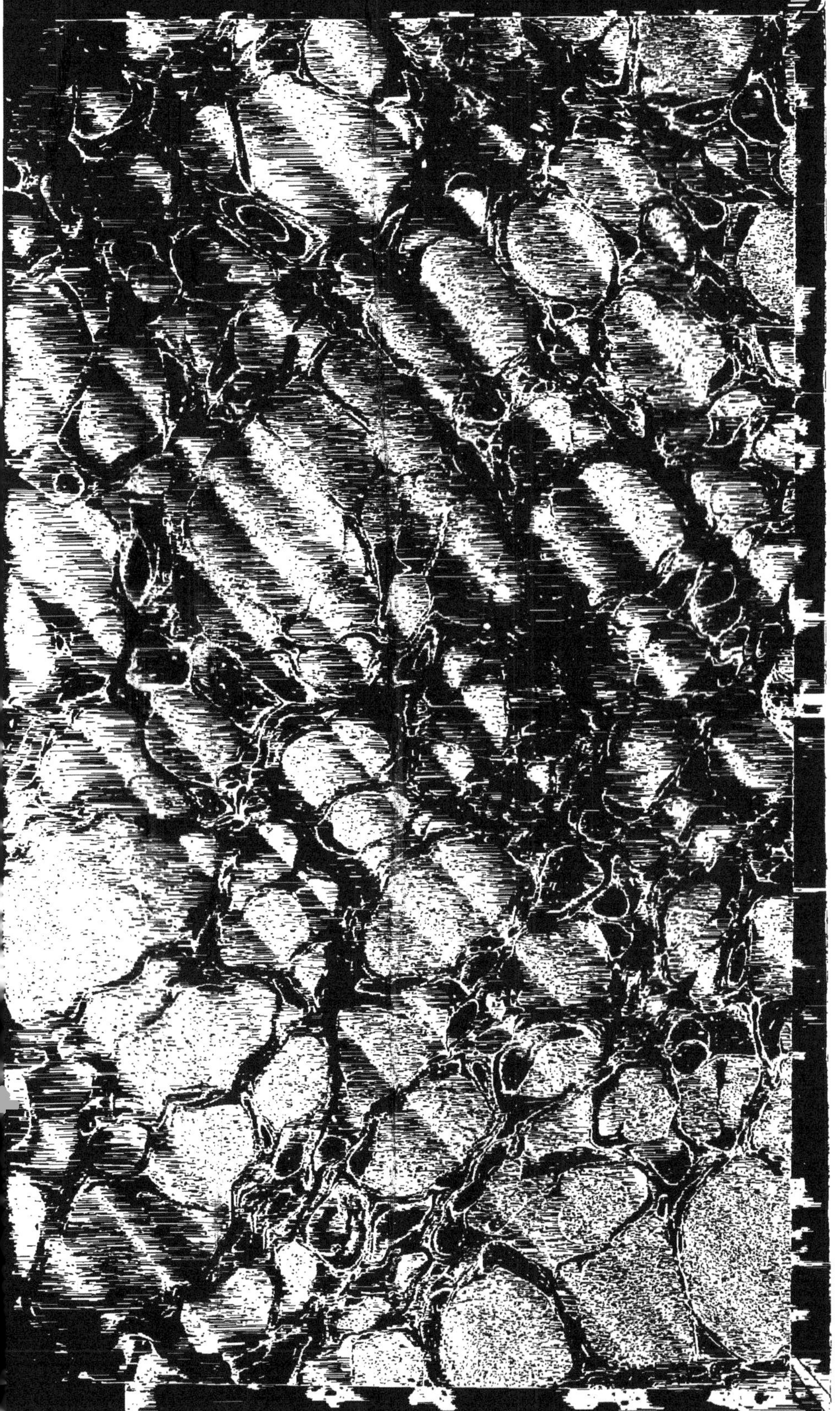